간을 다스리는 지혜

간을 다스리는 지혜

엄태식 지음

杏林書院
Haenglimseowon

책 머리에

오랫동안 생각하고 느낀 것을 이제야 행동으로 옮겨본다. 인간은 때로는 왠지 서글퍼지고 아니면 존재의 가치가 무의미해지는 것을 누구나 한번쯤 느끼고 경험했을 것이다. 지금 필자나 동료 한의사의 심정이 꼭 이러하다. 세상은 힘센 자가 이기는 논리 앞에 법은 점점 멀어져 가는 현실이 무척 안타깝다.

한의학은 주인 잃은 물건이 되어 너도나도 갖고 싶은 자의 동네북 신세가 되었고, 또 제 것보다 남의 것이 더 커보이는 이런 놈의 세상이 몹시도 싫어진다.

예를 들어 양약의 부작용은 그 어느 부작용보다도 심하지만 바늘구멍만큼 보이게 해놓고 부작용이 작은 한약은 황소 구멍만 하게 벌려놓았다. 드러내놓고 힘센 자가 목 조르려고 하는 세상이 되었다. 바라건대 주인 잃은 물건을 하루속히 원주인에게 되돌려주는 세상, 남의 것을 귀하게 여길 줄 알고 발전시켜 더욱 소중하게 아끼는 세상, 이런 세상이 언제쯤 오려는지….

간장병은 투약시기가 있기 때문에 치료는 못할망정 다른 병은 주지 말아야 하는 것이 의사의 도리인데, 어느 것 하나 제대로 돌아가는 것이 보이지 않고 있다. 약물 흡수가 될 수 있는 시기에 간경화환자가 찾아주면 치료가 될 수 있는 것을 한약 먹으면 간 망가진다는 그 한마디 때문에 시간을 놓쳐버린 안타까운 사실들이 즐비하다. 약도 없으면서 왜 한약은 못 먹게 하는지. 이러다 보니 피해 보는 것은 환자요 국민인 것이다. 보다 양심이 통할 수 있는 세상이 된다면 모든 일에 희망이 보이고 희망이 보인다면 정신적인 스트레스가 줄어들게 되어 간 질환 역시 줄어들 것으로 본다.

한약 그 자체가 간장에 많은 도움을 주고 치료할 수 있다는 사실 하나만이라도 이 책을 통해서 독자들에게 시사해 줄 수 있다면 필자는 국민 건강에 많은 기여를 했다고 자부할 수 있다.

끝으로 이 책을 펴내는 데 많은 도움을 주신 윤태주 학형 등 많은 분들께 고마움을 표시하면서 국민 건강에 조금이나마 희망의 싹이 될 수 있기를 진심으로 바라마지 않는다.

서초동에서 嚴泰植 씀

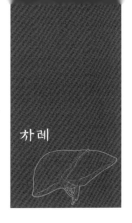

차 례

제1장
간장(肝臟)의 신비

1. 간장이란

간장은 일반적으로 어두운 암적갈색을 띠고 있으며, 그 형태는 쐐기 모양이다. 간의 조직은 무르며 부드러운 고체이고 다혈관선(多血管性)으로 되어있는 것이 특징이다. 대체로 간장의 무게는 성인 남녀가 약 1,200~1,500g이며, 담낭의 길이는 약 7~9cm 정도로 인체의 오장육부 중 가장 큰 실질적 장기인 것이다.

간은 약 50만 개의 간소엽(肝小葉)으로 구성되어 있으며, 좌우 2개의 엽(葉)으로 되어 있는데, 우엽이 좌엽보다 훨씬 크고 좌우엽 간 사이에 쓸개가 붙어 있다. 오른쪽 안쪽에 위치한 간은 횡경막 밑에 우측으로 치우쳐 있어 갈비뼈가 보호하고 있다.

간은 왕성한 재생력이 있는데, 75%를 절개해도 4~5개월 후에는 크기와 기능이 원상 회복되는 것이 특징이다. 간은 입으로 들어오는 모든 물질대사의 통로이며, 전체 혈액의 3분의 1(약 2ℓ) 정도가 그곳에 저장된다. 간의 대표적인 기능으로는 단백질 합성과 지방대사, 에너지대사, 면역, 세균과 화학적 독소 배설, 담즙 배설, 수분과 염분의 균형 유지 등 여섯 가지로 크게 대별하게 된다.

2. 간장과 한의학

모름지기 모든 동식물은 생존경쟁에서 살아남으려고 주위의 모든 조건에 잘 적응하면서 나아가기 때문에 많이 사용하는 쪽으로 발달해 왔다. 그러므로 인간도 자연 환경에 따라 많은 변화를 가져왔으므로 인간의 오장육부(五臟六腑)를 자연 조건에 비유 관찰하려는 노력이 옛 조상들로부터 끊임없이 시도되어 왔다.

이렇게 간은 재생력이 활발한 장기이기에 한의학에서는 간을 계절에 비유하였을 때 여름이나 겨울보다 생장속도가 빠른 봄(春)에 비유했던 것이고, 또 생명체 중에서 가장 빠른 성장을 보이는 것이라면 옛날 사람들은 주위에서 많이 볼 수 있는 나무로 알았기에, 오행(五行)에서의 간은 나무(木)에 비유하게 되었던 것이 아닌가 한다.

간의 성질이 움직이며 이동하기를 좋아하는 활동성 장기라고 보았을 때, 나무가 비바람에 흔들리며 요동하는 것으로 보아서 바람만이 할 수 있기에 간은 바람(風)에 쉽게 상하는 것으로 보았다.

이와 같이 바람으로 생긴 병은 모두 간에 속하게 된다. 간은 신(酸)맛이고 색채로는 푸른색(靑)이며, 간에서 담즙을 생산하는 것으로 보아 간과 담낭은 형제지간으로 묶어 놓았다. 간의 기운이 약해지면 근불능동(筋不能動)이라 하여 근육의 영양상태가 부실하게 된다. 간과 근육은 밀접한 관계가 있다. 말할 것도 없이 간은 전신의 근육활동으로 인한 피로를 조절하며, 운동기능의 근본이기에 간주근(肝主筋)이란 의미로 설명할 수도 있다.

간은 인체를 정상으로 유지하며 병원균으로부터 방어하며 복잡한 대사활동을 질서정연하게 수행할 수 있는 정보를 창출하는 장기로 보았으며, 간이 정신 활동에 크게 관여하는 것으로 보아 간주혼(肝主魂)이라고도 표현하였다. 간은 눈에 영양을 주며 그 자양체로서 기혈이 있고 간의 기능 여하에 따라 눈의 작용이 일어나게 되므로 간주목(肝主目)이라고 하여 간과 눈과의 밀접한 관계를 잘 나타내 주고 있기도 하다.

이와 같이 한의학적으로 간을 관찰하기 위해서는 망진과 문진 그리고 맥상에서 간장을 진단하는 것이 중요하다. 그러나 귀납적인 방법으로, 바람(風)기가 있다든지 근육의 탄력성이 부족하다든지 스트레스를 많이 받는다든지 눈이 침침하면 간 기능 상태가 활발하지 못하다는 것을 미루어 짐작하게 하여 간장의 건강상태를 알 수 있는 것이다.

3. 500가지 이상의 기능을 가진 일꾼

1) 혈액 저장과 혈류 조정

옛말에 간장을 혈해(血海)나, 혈고(血庫) 또는 장혈이라고 지칭한 것은 간장이 혈액과 무관하지 않다는 표현이라고 하겠다. 한의학의 대가인 왕빙(王氷)이라는 사람이 간장은 장혈하고 심장은 행혈한다고 한 것은 사람이 운동을 하면 혈액이 모두 혈관으로 퍼져 이동하게 되고, 안정을 취하면 혈액이 간장으로 모인다는 뜻이다.

겨울철에 날씨가 추워지면 사람 몸속의 혈관은 수축되게 마련이다. 이는 추위로 인하여 체내에 있는 열을 뺏기지 않으려는 방어 작용으로 보여진다. 따라서 열을 뺏기지 않으려면 혈관 내에 있는 혈액이 감소해야 하고, 감소된 혈액은 모두 간장으로 들어가 저장된다. 이와 같이 우리의 인체는 자연에 순응하면서 살아갈 수 있는 신비한 존재로 보아야 할 것이다.

우리 몸속의 혈류량이 늘었다 줄었다 하는 것은 간장의 저장능력에 의해 결정된다. 간에 들어 있는 혈류량은 보통 1,000g에 불과하다. 그러므로 우리 인체 속의 혈액량을 전부 5l 정도로 보았을 때, 그 중 20%의 혈액이 간에 저장되고, 나머지 80%는 전신의 혈관에 퍼져서 혈류(血流)되고 있음을 알 수 있다.

2) 당분(탄수화물)을 저장하는 탱크

간을 날것으로 먹어본 사람이면 그 맛이 달다는 것을 알 수 있는데, 이것은 당분(탄수화물)과 간장과의 관계를 잘 나타내는 말이다. 우리가 매일 섭취하는 당분은 소장에서 소화·분해되어 포도당으로 변하고, 이 포도당은 소장점막에서 흡수되어 간장에서 글리코겐이라는 물질로 전환되어 저장되는 것이다. 간을 씹어보면 단맛이 나는 것은 글리코겐 성분 때문인 것이다.

한편 혈액 중의 포도당은 혈당으로서 간조직으로 배급되어 체온 유지와 활동하는 에너지원으로 쓰이고 있기 때문에 간장은 당분(탄수화물)을 저장하는 탱크의 역할을 하고 있는 것이다.

3) 재생력이 가장 빠른 장기는?

그리스 신화를 보면, 프로메테우스라고 하는 신이 인간을 위하여 제우스 신전으로부터 불을 훔쳐서 인간에게 주었는데 이것이 발각되어, 제우스는 프로메테우스를 산으로 끌고 가서 간장을 꺼낸 후 그것을 독수리에게 쪼아먹게 하였다. 그러나 아무리 독수리가 쪼아 먹더라도 프로메테우스의 간장은 계속 재생되었다고 한다. 이것은 신화에 나오는 이야기이지만 간장의 재생 능력을 아주 잘 나타낸 것이라 하겠다.

동물실험에서 간조직의 70~80%를 제거하여도 손상된 간장조직이 정상으로 되돌아올 수 있는 것은 간장이 강력한 재생력을 갖고 있다는 사실 때문이다. 간장 속에는 핵산의 대사가 매우 활발하게 일어나고 있으므로 인체에서 간장은 어지간히 혹사 당해도 이상이 없게 된다. 그러나 한번 간 질환에 걸리면 간세포가 재생되는 것보다 간세포가 파괴되는 속도가 더욱 빨라서 치료가 어려워지게 되는 것이다.

4) 우리 몸속에 있는 커다란 중화학공장

현대 생활이란 복잡 다양하여 과학 문명의 이기를 다루고 있으며, 과거보다 몇 배의 많은 신경을 일상생활에서 써야 하기에 스트레스에 의한 정신질환이 점차 늘어나고 있는 추세이다. 또한 직장생활에서의 과다한 업무의 연속으로 피로가 쌓이게 되고 피치 못할 사정에 의해 매일 밤 술을 마셔야 되는 경우도 적지 않은 것이 직장인들의 사정이다. 이러저러한 이유로 20~30대의 건장한 젊은 세대라고 하여도 한번쯤은 건강을 생각하게 된다.

이와 같이 힘든 사회생활 속에서도 우리의 인체가 이겨낼 수 있는 힘의 원동력을 갖게 된 것은 인간에게 간장의 해독작용이라는 중화학공장이 체내에서 가동하고 있기 때문이다. 간장은 우리 몸속에 해로운 물질이 들어오면 이것을 독이 없는 물질로 바꾸어 주는 역할을 담당한다. 이때 해독에 참여하는 것이 마이크로즘이라는 물질이며, 독성물질을 무독성물질로 해독시키는 방법으로는 산화작용이나 환환작용 또는 가수분해작용 등이 있는데, 이때 독성물질이 물에 녹기 쉬운 수용성(水溶性)물질로 바뀌어 소변이나 담즙을 통해서 우리 몸 밖으로 빠져나오게 되는 것이다.

사람을 제외한 동물은 술을 마실 기회가 거의 없으나 인간은 술을 많이 접하게 되므로 우리 몸속에 알코올이 들어오면 간장에서

90% 이상을 해독시키고 그 나머지는 소변으로 배설하게 되며, 호흡에 의해 증발되는 것이 약 5% 정도 될 것으로 보고 있다. 이와 같이 간장은 우리의 몸속에 독성물질이 들어오면 그것을 해독시키는 엄청난 일을 담당하고 있는 것이다.

5) 담즙산을 지방 소화제로만 생각하지 말라

간세포에서는 계속해서 담즙산을 분비해 내고 있으며, 그 생산량은 매일 250~500mg 정도이다. 우리 몸속에서 간장의 기능은 500가지 이상의 화학 변화를 담당하는 중요한 일을 하고 있고, 간세포 내에서 신진대사를 하고 있을 때, 중간물질을 이동하려면 담즙산에 둘러싸인 후에 이동하게 된다. 이때 만약 담즙산이 부족하게 되면 간세포의 대사활동이 중지되고 마는 것이다.

간장은 우리 몸으로 들어온 음식물이나 섭취된 물질을 분해하거나 합성하게 되는데, 이 해독작용에 의한 부산물로 노폐물이 발생하게 된다. 이와 같이 발생된 노폐물을 치워주는 일을 담즙산이 맡아서 하게 된다. 담즙산은 이러한 노폐물을 잘 둘러싸서 간 내에 분포되어 있는 미세 담도를 통과하여 간 밖으로 이동시켜 빠져나오게 하는 것이다.

간장 밖으로 나온 노폐물과 담즙산은 담낭에 저장되었다가 십이지장을 거쳐 소장을 통과하여 배설된다. 따라서 담즙산이 부족하면 간세포 안에 있는 노폐물을 배설하지 못하고 간경변을 초래하게 되면서 역류하여 혈류를 타고 전신의 말초까지 퍼지므로 편두통을 일으키며 피부가 거칠어지고 윤택(潤澤)이 없어지면서 몹시 피로를 느끼게 되는 것이다.

이때 담낭에 일시적으로 저장된 담즙산은 소장으로 배출되어 육식이나 지방을 소화시켜 주는 소화제로서의 역할도 중요하지만, 이것보다 더욱 중요한 것은 담즙산 자체가 간세포의 간 기능을 유지시키는 데 대단히 중요한 역할을 담당하고 있다는 사실이다.

6) A·B형 간염에 대한 WHO(세계보건기구)의 규정

사회가 복잡해질수록 사고의 유형도 다양한 면을 접하게 되고, 사고의 유형이 다양해짐에 따라 치료방법 또한 다양하게 개발되고 있다. 환자의 출혈이 심하다거나 수술요법에 의한 치료를 할 경우 수혈이 필수적일 때가 있는데, 수혈을 한 후 1~2개월이 지나면 피로하며 식욕이 떨어지고 더욱 심할 때는 황달을 일으키면서 간 기능이 나빠지는 경우가 있다. 만약 이러한 증상이 나타난다면 수혈액 속에 간염 바이러스가 있어서 감염된 것으로 볼 수 있는데, 이러한 현상을 '수혈 후 간염(serum hepatitis)'이라고 부른다.

수혈 후 간염은 나타나는 잠복기에 따라 A형 간염과 B형 간염이 있으며, 예전에는 혈청간염과 전염성간염이라 불러왔다. 혈청간염은 수혈하지 않아도 주사 등의 접종에 의해 쉽게 전염되는 것으로 알려졌는데, 1885년 류르망이 발표한 바에 의하면 독일 브

레멘에서 1,200명에게 종두를 실시한 바 190여 명이 황달에 걸린 사실을 알았다. 또 1942년 미국에서는 육군에서 황열 백신예방주사를 접종한 결과 28,500여 명의 병사가 간염에 걸린 유명한 사건이 있었다.

이후 세계보건기구(WHO) 간염전문위원회에서는 1953년 경구적이나 비경구적으로 감염되어 급성으로 잠복한 환자의 혈액 속 또는 대변 속에 바이러스가 존재하며 가령 15~40일의 잠복기가 되면 A형 간염이라고 정의하였고, 주사 등의 비경구만으로 감염되어 존재하면서 60~160일 가량으로 잠복기가 길어지면 B형 간염이라고 규정하기에 이르렀다.

제2장
간 질환의 신호등

1. 구토와 헛구역질

고대 중국의 한방의서 중『황제내경(黄帝内经)』「소문(素問)」편을 보면, 혼(塊)을 간직하며 노(怒)하기를 잘하고 성격은 급하며, 용기 있는 행동으로 옮길 수 있는 판단이 모두 간에서 나온다고 기록되어 있다. 우리가 심한 충격을 외부로부터 받게 되면 '간 떨어졌다' '혼이 나갔다'는 말을 하게 되는데, 이러한 표현은 모두 간을 두고 하는 말이라고 하겠다.

이와 같이 정신적인 충격이나 스트레스는 간을 상하게 한다는 뜻이다. 일반적으로 간 질환의 초기는 오싹오싹하면서 추웠다 더웠다 하고 편두통이나 전신 권태감이 있으며, 구토나 헛구역질로 거북스러움을 호소하면서 입맛을 잃게 되는 증상으로 나타난다. 이때 구토나 헛구역은 중년 이하의 여성에서 많이 찾아볼 수 있다.

정신적인 충격이나 스트레스가 쌓이면 화가 나게 마련인데, 이러한 것들을 풀지 못하고 참고 견디며 불안한 상태로 견디다 보면 무의식적으로 구토와 헛구역이 나타난다. 2~3회 연속적으로 충격이나 스트레스를 받으면 고질적인 증상이 되어 자주 재발하게 된다. 또 중년 이상의 남자들이 매일 폭음을 하게 되면 다음 날 아침에 속이 비어 있는 상태에서 헛구역을 하면서 속이 쓰리다고 호소하기도 한다.

이와 같이 정신적인 충격이나 스트레스와 과음은 간장의 기능에 장애를 주며 기능저하를 일으키는 원인이 되는 경우가 많음을 명심하지 않으면 안 된다. 근본적인 스트레스나 과음은 간에 손상을 주며 대사장애로 뇌의 구토 중추를 자극하게 되고, 이 자극이 부교감신경을 타고 위를 자극하여 헛구역이 일어나게 되는 것이다.

2. 온몸에 나타나는 심한 가려움 증상

가려움이라고 하면 흔히 피부과 진찰이 필요한 습진 등 세균성 질환을 연상하기 쉬우나 간 질환에 의해서 나타나는 증상으로 전신에 가려움을 호소하면서 긁게 되어 고생하는 사람들도 있다.

이러한 증상은 첫째가 간장 조직 안에 노폐물을 내다 버리는 통로인 미세담도가 막혀서 다양한 종류의 독성물질이 빠져나가지 못하고 오히려 역류하여 혈액과 함께 심장을 거쳐서 전신의 말초

신경으로 순환하면서 피부에 스며들어 가려움증을 유발시킨다고 보고 있다. 이때 특정 약물을 장기적으로 복용한 사람이나 B형 간염 혹은 원발성 담즙성 간경변 등이 원인이 되어 물질대사장애에서 올 수 있는 증상으로 모두 간해독 기능이 원활하지 못해 나타나는 증상으로 보아야 한다.

둘째 원인은 황달을 수반하면서 생기는 가려움 증상이 있다. 황달은 혈액 중에 담즙색소가 증가하면 이것이 심장을 통과하여 각 말초신경 말단을 자극하여 피부에 착색되어 유발된다. 이때 담즙 내에 있는 담즙산이라는 물질이 혈액 안으로 흘러 들어와 말초신경을 자극하면 가려움을 느끼는 것이라고 현대의학에서는 추정하고 있다.

이상과 같이 가려움증은 간이 나빠졌을 때나 황달로 인한 원인 등으로 대별해 볼 수 있다. 이 모든 원인은 간이 악화되고 있음을 의미하는 것으로 반드시 정확한 진단 하에 치료를 받아야 한다.

3. 피로와 권태

철학자 버트런드 러셀은 "피로와 권태는 사람을 불행하게 한다"라고 하였다. 피로는 일을 하고 난 후에 느끼게 되며, 만약 사소한 일에도 피로를 느끼게 된다면 이는 필시 만성적인 '피로'라 할 수 있다. 또 일을 하기도 전에 싫증을 느끼는 사람이 있다면 이를 보고 '권태'라 한다.

간 기능에 증후가 나타난다면 첫째 증상으로 피로 즉 '나른함'을 들 수 있다. 간은 에너지의 원천을 저장하는 곳으로 집에 비유한다면 창고의 역할을 하게 되며, 그 기능이 저하된다면 권태감이 앞서서 의욕을 상실하게 된다. 실질적으로 피로가 올 수 있는 원인들을 여러 가지 보기로 들면 폐활량이 작아서 산소가 부족하여 오는 피로도 있고, 단순한 피로로는 수면 부족이나 과음에 의한 숙취, 과도한 업무의 중복으로 오는 피로 등을 들 수 있는데, 이러한 피로는 원인을 제거하면 현저하게 회복된다. 그러므로 이렇게 오는 피로는 그리 염려할 필요가 없는 것이다.

여기서 간 기능의 병변으로 헛구역, 오한, 발열 및 소화불량 등을 수반하면서 피로와 권태가 함께 찾아오게 되는 것은 급성간염이나, 바이러스에 의한 감염된 간염 등에서도 흔하게 볼 수 있다.

사실 피로와 권태가 느껴진다면 우리 인체는 심한 장애가 나타나는데 간 기능장애는 물론이고 뇌 속에 중요한 물질인 신경성 펩타이드가 파괴되기 때문에 정신 기능이 약화되면서 기억력 감퇴, 판단력 저하, 감각기능의 저하 및 소극적인 자세 등이 뒤따른다.

만약 급성간염에 걸리면 환자는 손가락도 까딱 하기 싫어할 정도로 힘들다고 표현하는데, 보통 3~4일 지속하다가 황달의 증후가 보이면서 나른함도 해소되어 가는 것을 알 수 있다. 이때 유념할 것은 피로가 없어진 것으로 판단하고 안심해 버린다면 치료의 기회를 놓치는 결과가 되므로 작은 신호도 놓치지 않는 세심한 주의를 기울여야 할 것이다.

4. 수장홍반(手掌紅班)

인체 내의 오장육부는 모두 손바닥과 손가락의 특정한 부위와 상호 밀접한 관계가 있어서 어느 한 장기의 기능저하가 나타나면 손바닥이나 손가락에서 그 장기의 이상 증후를 찾아볼 수 있다. 그러므로 손바닥이나 손가락의 끝 부위 혹은 손톱 모양을 관찰하면서 진단과 치료에 각각 응용하는 것이 한의학적 사고방법이다.

손바닥에 붉은 반점이 생기는 것을 수장홍반이라고 하는데, 일반적으로 출산한 여성에게는 대다수가 해당되지 않는 것으로 보아야 한다. 한 번도 출산하지 않은 여성이나 남성들에게만 응용되는 진단법으로 보아야 할 것이다.

손바닥의 수장홍반은 손바닥 전체에서 나타나는 것이 아니고 손바닥 중에서 엄지손가락과 새끼손가락으로 각각 갈라지기 전 밑부분의 2곳에서 붉은 반점으로 나타나는 것으로 되어 있다. 만약 이러한 부위에서 어느 정도 붉어지는 것은 생리적 현상으로 보아야 하지만 간 기능 저하로 붉은 반점이 현저하게 나타난다면 생리적 현상보다는 병적인 것으로 진단하게 된다. 그러므로 간 기능이 저하되면 왜 수장홍반이 생기는지를 살펴보면 그 이유는 호르몬의 균형이 깨졌기 때문이라고 말할 수 있다.

우리 인체는 많은 종류의 호르몬이 분비되고 있지만 그중에서도 남성호르몬과 여성호르몬이 주된 호르몬이다. 일반적으로 남자는 남성호르몬, 여자는 여성호르몬이 많이 분비되어 남자다운 면과 여자다운 면을 나타내 주는데 이때의 역할을 간이 담당하게 된다.

만약 간에 병변이 생기면 호르몬 분비의 통제가 어려워져서 여성호르몬을 처리할 수 없게 되므로 혈액 속에 여성호르몬이 모세혈관을 확장시켜서 결국에는 손바닥에 울혈 상태가 되는 수장홍반으로 나타나게 되는 것이다. 이때 여성호르몬이 과잉된다면 여성화할 것이고 수염이 줄어들며 몸에 지방이 발달하고 가슴이 부풀어지며 유방이 발달하고 허리가 굵어지게 되는 것이다.

주의할 점은 간에 병변이 나타난다고 모든 사람이 손바닥에 수장홍반이 생기는 것이 아니고 손바닥에 변화가 없어도 간 기능에 이상이 오는 것을 왕왕 볼 수 있다. 또 과다한 여성호르몬 분비가 일어나면 손바닥에 울혈 상태가 되면서 반점이 있다고 하여 무조건 간 기능에 이상이 있다고 보아서는 안 된다. 수장홍반을 보고 일반적으로 간 기능의 이상을 진단할 때 약 70% 정도의 사람에게서 나타나는 것으로 보아야 할 것이다.

5. 손톱에 나타나는 무늬와 색깔

한의서 중 「소문」 편이나 「육절장상론(六節藏象論)」에 '간이… 충실하면 손톱 색에서 나타난다'라 하였고, 「제병원후론(諸病源候論)」
에는 '손톱은 근육의 여분이다'라고 하여 간과 손톱에 대한 관계
를 잘 말해 주고 있다. 또 이집트의 미라에서 손톱에 금색을 칠한
것이 발견된 것을 보면 오래 전부터 손톱은 멋을 나타내는 부위로
도 한몫을 하고 있다.

　만약 외과수술을 받게 된 여성이 매니큐어를 칠하고 있다면 수
술하기 전에 지우고 수술에 들어가는 것이 일반적인 상식으로 되
어 있다. 매니큐어를 지우지 않고 마취를 하게 되면 환자에게 충
분한 산소 공급이 이루어지고 있는지를 손톱 색에서 육안으로 관
찰할 수 없게 되기 때문이다.

　손톱의 모양이나 색깔 그리고 두께 등은 간장의 건강상태를 알
수 있는 부위이다. 임상적으로 간혈(肝血)이 부족하면 손톱이 얇아
지고 약해 보이며 담백(淡白)한 색을 띠고 또 숟가락 모양으로 뒤
집어진 경우도 보이는데, 이때는 간 질환과 함께 빈혈(철분이 부족
한 상태)도 수반하게 된다. 또 손톱에 줄무늬가 보인다면 간장의
건강상태가 좋지 않으면서 다른 어떤 질병을 앓고 난 뒤의 회복상
태로 의심하게 된다. 이렇게 손톱이 창백하고 광택이 없다면 간경
변을 나타내는 것으로 의심해 볼 수 있다.

　한편 나이가 들어 신체가 쇠약해지고 간혈이 왕성하지 못할 경
우 손톱은 잘 부러지고 약해 보이는데 손톱의 자람이나 모양에서
도 확연히 달라진다. 일반적으로 손톱은 하루에 0.1~0.12mm씩
자라며 손톱이 발톱보다 성장 속도가 2~4배 빠르다. 손톱이 완전

하게 자라려면 3~6개월 걸리고, 손톱은 긴 부위의 손톱일수록 성장 속도가 빠르기 때문에 손가락 중에서 가운데 손가락이 가장 잘 자란다. 또 기후와도 관계가 있어서 추운 곳보다는 따뜻한 지방에서 더 빨리 자라며 손가락을 많이 사용하는 사람일수록 잘 자라기 때문에 예를 들어 피아노를 치는 사람의 손톱이라면 다른 직업을 가진 사람보다 성장 속도가 매우 빠르다.

이상과 같이 손톱의 모양이나 색깔 그리고 두께와 무늬 등을 보고 간경변의 질환을 판단해 볼 수 있는데 간경변으로 의심이 되면 신속히 정확한 진찰과 진단을 받아 치료해야 한다.

6. 아침 발기가 되지 않는다

한의학에서 간장과 신장의 관계는 간이란 혈(血)을 저장하고 신(腎)은 정(精)을 저장하므로 간과 신의 관계는 혈(血)과 정(精)의 관계라 말할 수 있다. 그러므로 간혈(肝血)이 충분해야만 혈(血)이 정(精)으로 변화하여 신정(腎精)이 충만해지게 된다고 보았다. 간혈이 부족할 때에는 신정이 훼손되는 것이 사실이다. 이와 같이 간(肝)과 신(腎)의 관계는 간장과 정력과의 관계로도 말할 수 있다.

정력에 대한 이야기로는 말도 많은데 일반적으로 남성들이 새벽에 발기가 잘 되면 건강이 양호하다고 자평하고 건강 상태가 나빠질 때는 생리적인 발기 상태를 못 느끼게 되고 만다. 또 나이가 들어갈수록 젊었을 때보다 아침 발기가 줄어들게 된다. 그래서 남성은 아침 발기 상태를 보고 건강의 척도로 정하는 경향이 세간에는 많다. 남성의 성기 자체가 해면조직으로 되어 있는데 해면조직을 알기 쉽게 설명한다면 물을 흡수하는 스펀지 같은 역할이라고 보면 된다. 발기란 이런 조직 내에 혈액이 충만해지면 생리 현상이 일어나게 되는 것을 말한다.

사람은 잠을 자면서도 의식은 활발히 깨어 있게 되는데 이럴 때 정상적인 남성이라면 발기 상태를 느끼게 된다. 이런 현상이 하룻밤 동안에도 보통 4회 정도 반복되는데, 1회의 지속시간은 5~10분이며, 새벽이 가까워지면 더욱 길어져서 50분까지 지속되게 된다. 따라서 아침 발기는 지극히 정상적인 생리 과정의 일부라고 하겠다.

그런데 정력이 급격히 감퇴하거나 '아침 발기'라는 생리 작용에 신호가 오지 않으면 이제 그런 나이가 되었다고 한탄하기에 앞서 간 기능에 이상이 있는지를 의심해 볼 필요가 있다. 간 기능이 저하되면 아침 발기의 횟수가 현저히 줄어들면서 성기능장애를 일으킬 수 있게 된다. 그 원인을 살펴보면 간장은 호르몬 대사에서 일차적인 분해작용에 관여하며 특히 남성호르몬(테스토스테론, testosterone)에 대하여 간장과 다른 조직에서 활발하게 대사에 관여하기 때문에 간 기능장애가 생기면 남성의 경우 여성호르몬을 분해시켜 주지 못하고 혈액 속에 대량으로 섞여 들어가면서 남성의 아침 발기나 성욕의 쇠퇴를 가져오게 되는 것이다.

또 현대인의 늘어난 육류 섭취는 성인병의 원인으로도 지목되는데, 최근 미국의 한 연구팀이 발표한 것을 보면 고지방 식사를 함으로써 남성호르몬의 혈중농도를 약 30% 가량 감소시킨다고 하였으며, 남성호르몬에는 영향을 미치지만 여성호르몬에선는 아무런 영향을 미치지 않는 것으로 되어 있다. 따라서 성기능장애를 느끼는 남성은 먼저 간 기능을 의심하면서 고지방 음식은 피하는 것이 좋다.

일시적으로 아침 발기가 안 되는 때가 있는데 이런 경우에는 충분한 휴식이나 숙면으로 회복할 수 있다. 복잡한 업무에다 스트레스가 쌓이고 심한 피로를 느끼면서 아침 발기가 되지 않는다면 제일 먼저 간 기능에 대한 진단이 필요하다고 보아야 할 것이다.

7. 피부가 거칠어지고 기미나 주름살이 생긴다

인체에서 피부는 보통 표피층, 진피층 그리고 피하조직으로 되어 있다. 표피층은 외부의 자극으로부터 우리의 몸을 보호해주고 진피층에는 땀샘이나 지방샘 모근(毛根)이 있으며 각종 감각 기능이 있어 차고 더운 것, 통증이나 압력 등 모든 감각을 느끼게 되며 지방질의 분비, 모발의 상태 등을 조절하고 있다. 또한 진피층에는 많은 모세혈관이 있어 이를 통해 영양분과 산소를 공급받아 새로운 세포를 만들기도 하고 손상된 피부를 회복시키기도 한다.

피부층에서 가장 중요한 것이 진피층의 대부분을 이루고 있는 콜라겐이다. 피부가 쉽사리 파괴되지 않고 늘 탄력을 유지하는 것도 바로 이 콜라겐 덕분이다. 피하조직에는 주로 지방질이 쌓여 있으며, 이 지방질은 피부에 볼륨을 주고 추위로부터 보호해 주는 역할을 담당하고 있다.

표피층의 피부세포가 살 수 있는 수명의 한계는 약 15일 정도이며, 죽은 세포가 표피층의 피부 표면까지 밀려 나오는데 또 15일 정도 걸린다. 이렇게 하여 표면에 도달하면 때가 되어 몸을 씻을 때 떨어져 나가는 것이다. 이러한 상태가 매일 반복되어 표피층의 세포가 살아나고 죽고 반복하는데, 만약 어제 만들어진 세포 수보다 오늘 만들어진 세포 수가 더 적으면 피부가 빨리 늙게 된다. 사람마다 생활환경이나 조건에 따라 피부의 건강상태도 달라지는데 일반적으로 표피층의 피부세포가 저녁 9시부터 새벽 5시 사이에 왕성하게 자라기 때문에 잠자는 시간을 잘 지켜야 피부를 보호할 수 있는 것이다.

그런데 잠을 충분히 잤지만 피부가 거칠어지고 윤기가 없으며 기미나 주름살이 생긴다면 간장의 기능을 의심해 보아야 한다. 우리 주위에는 만성간염 환자나 간경변증의 환자를 자주 접하게 되는데 이때 그들의 얼굴이나 전체적인 피부의 색깔을 관찰해보면 얼굴이 몹시 상해 보이고 전체적인 피부의 색깔이 거칠며 주름이 생기고 기미나 반점이 늘어나는 경우를 허다하게 보게 된다.

건강에 이상이 일어나면 체내에서 활성화한 비타민이 골고루 미치지 않거나 비타민 결핍 상태에 빠지면서 습기를 유지하지 못하게 된다. 또 콜라겐 변성을 막아주는 역할도 비타민 C가 하는 것으로 알고 있다. 그렇다면 비타민을 복용하면 되지 않느냐고 하지만 실질적으로는 간장의 활동에 의해서 비로소 비타민으로 효력을 발휘할 수 있게 되는 것이다.

그러므로 중요한 것은 간장이 정상적인 기능을 하고 있지 않으면 많은 양의 비타민을 공급받았다 해도 아무런 의미가 없다는 사실이다. 설령 많은 양의 비타민을 복용했어도 간장이 제 역할을 하지 않는다면 흡수된 비타민 등이 체내에 골고루 전달되지 않고 그대로 소변이나 땀과 함께 몸 밖으로 배출되어 버리는 것이다.

간장이 하는 일을 요약하면 공급, 저장 및 조절기능의 역할이라고 볼 수 있다. 간장은 당, 단백질 및 지방대사의 중추기관이고 각 영양소, 비타민 및 철분 등을 저장하여 필요에 따라 공급한다. 그래서 간장은 인체 내의 화학공장이라 일컬을 정도로 다양한 화학적 대사작용을 한다.

이와 같이 피부의 노화현상은 본래 열에 약한 콜라겐이 열에 의해서 변성되기 때문임을 밝혀둔다. 그러므로 건강한 피부를 유지하기 위해서는 콜라겐의 변성을 막아주는 비타민 C를 충분히 복용하고 피부에 적당한 습도를 유지하는 것이 무엇보다도 좋다.

8. 간이 나빠지면 식욕이 없어진다

사람의 몸속에 흡수된 단백질은 세포를 만드는데 이용된다. 세포의 구성단위는 단백질이기 때문에 사람의 몸속에 있는 세포가 파괴될 때는 암모니아(NH_3)가 생긴다. 이 독성물질인 암모니아가 간세포에 들어오면 무독성인 요소($(NH_2)_2CO$)로 변화되고 소변으로 배출된다.

이와 같이 암모니아가 요소로 만들어지는 요소 합성공장을 요소 사이클이라고 하는데, 이렇게 되기 위하여 많은 효소가 필요하게 된다. 그러나 간이 나빠지면 요소사이클(尿素回路, urea cycle)이 돌아가지 않기 때문에 암모니아가 요소로 변화되지 못하므로 유독한 암모니아가 핏속으로 역류하여 뇌로 들어가게 되면 머리가 개운하지 않고 심하면 혼수상태로 접어들게 된다. 또한 이 암모니아가 혈액 중으로 역류하게 되어 식욕 중추를 억압하여 식욕을 상실하게 하는 것이다. 이와 같이 간이 나빠지면 간 내에 있는 암모니아가 요소로 변화되지 못하기 때문에 식욕이 없어지며 피로를 느끼게 되는 원인이 된다. 그러므로 요소사이클이 중단되는 이유로는 흔히 요소사이클에 작용하는 효소가 파괴되기 때문이기도 하지만 실질적인 원인은 간 기능이 나빠지면 담즙산이 부족하게 되어 암모니아를 요소 생성공장으로 끌어다 주지 못하므로 요소 생성공장으로 들어가는 통로가 막혀 버리게 된다. 따라서 간이 치료되어 식욕이 왕성하게 될 때는 담즙산 분비가 촉진되어 요소사이클이 원활하게 움직이게 되어 무독성인 요소로 배설하게 되는 것이다.

9. 좀처럼 낫지 않는 감기

감기가 일시적으로 나타나는 것은 별 문제가 되지 않지만 미열이 나면서 콧물이 계속 흐르며 감기 기운이 그치지 않는다면, 이는 무서운 병임을 암시하는 경우가 많다. 우선 의심해야 할 질병으로는 간경변 내지 간암 등으로 생각할 수 있다.

예를 들어 겨울철에 감기에 걸렸을 때 단순히 약국에서 약을 사먹고 나아지지 않는 증상을 그대로 방치하며 시간을 지체하여 초봄을 넘기면서 더욱 악화된 상태로 내원하는 환자들을 종종 볼 수 있다. 감기를 계속해서 앓고 있는 동안에 콧물이 나고 나른하며 잔기침과 미열을 수반할 때는 간암이 아닌지 의심하게 된다. 이때 술을 매일 마시는 습관이 있는 사람이라면 더욱 의심하게 된다. 그 외에 폐결핵이나 류마티스 관절염 등에서도 열을 수반하면서 감기를 오래 앓는 경우도 흔히 있다. 특히 중년 여성에게서는 만성 류마티스 관절염을 흔하게 볼 수 있다.

감기가 계속 지속될 때는 그 내면에 중대한 병이 진행되고 있는 경우가 많다. 몇 가지 증상이 복합적으로 나타난다면 더욱 주의를 해야 한다. 이것은 무리하게 일을 하거나 기력과 체력이 쇠퇴됐을 때 면역성이 떨어져서 감기를 부르게 되는 것으로 보고 있다.

10. 중년 남성의 여성형 유방

남성의 육체가 여성화된다면 이는 간경변으로 인한 원인에서 체내의 내분비 계통인 여성호르몬의 변화에 따른 것으로 볼 수 있다. 술을 좋아하는 중년 남성 중에는 가슴이 조금씩 부풀어 오르고 유두가 검어지는 등 이른바 여성형 유방으로 고민하는 사람이 많다. 여성형 유방은 사춘기에 왕왕 보이지만 성인이 되어서도 나타나는 경우에는 간경변을 의심해 보지 않을 수 없다.

여성형 유방은 여성호르몬 가운데 에스트로겐(estrogen)과 깊은 관련이 있는데, 남성의 몸속에도 극히 적지만 여성호르몬이 만들어지고 있다. 그러나 건강한 간장을 가진 남성의 경우 여성호르몬은 대부분 간에서 파괴되기 때문에 여성호르몬은 특유의 작용을 발휘하지 못한 채 체외로 빠져나가게 된다. 하지만 간경변과 같은 만성 간 질환이 있을 때에는 여성호르몬이 불활성화되지 못하므로 몸속에 여성호르몬이 증가하게 되는 것이다. 그 결과 남성의 유방이 여성처럼 부풀어 오르며 유두도 검게 변화된다.

간경변 이외에도 고환에 종양이 있거나 고환이 위축되어 있을 때에도 에스트로겐의 분비가 항진되어 여성형 유방이 나타난다. 또 갑상선 질환이 있거나 성전환을 목적으로 고환을 적출할 때에는 여성형 유방으로 된다. 하지만 가장 중요한 원인은 간경변이다. 간경변의 원인에는 여러 가지가 있지만 가장 큰 주범은 알코올이다. 오랜 기간 폭음·폭식의 습관이 몸에 밴 사람들은 간경변으로 되기 쉽다.

　따라서 절제하는 음주습관이 무엇보다 중요한데, 지금이라도 자신의 가슴과 유두를 자세히 관찰하여 조금이라도 이상이 있다고 생각되면 상담과 치료가 필요하다.

11. 전신의 피부가 노란색을 띠면

　간장병은 처음에는 특별한 증상을 느끼지 못하다가 소화불량이 오면서 전신의 피부가 서서히 노란색을 띠게 되고 피로를 함께 수반하게 된다. 전신 피부에 노란색을 띠면 이를 황달이라 하여 간 기능 저하 내지 간암까지 의심하게 되는 것이다.

　먼저 황달은 전신의 피부에 노랗게 황색을 띠는 현상이 나타나기 전에 눈의 흰자위 부분에서부터 황달기가 나타나기 시작하여 얼굴과 손바닥 그리고 가슴 등의 부위로 퍼져나가게 된다. 특히 소변의 색깔이 황색을 띠는 것이 특징이어서 흰 천에 소변을 묻히면 노란색으로 염색까지 되는 것을 볼 수 있다. 이러한 증상에도 치료에 효과가 없거나 또는 증상이 더욱 악화되면 점차 전신의 피부색이 흑색으로 변화하는데, 이는 위험한 증상으로 볼 수 있다. 이와 같이 전신 피부에 노란색을 띠는 황달이 오면 처음 의심되는 것이 간장의 기능장애라고 하여도 좋을 정도로 간장병과 황달은 밀접한 관계가 있다.

황달이 생기는 원인에는 여러 가지가 있겠으나 그 대표적인 것은 쓸개(膽, 담)즙 색소인 빌리루빈(bilirubin)이 십이지장으로 흘러 내리는 도중에 이 흐름을 방해하는 것에 의하여 배설되지 못하고 역류되는 것으로 전신의 혈액 속에 빌리루빈 양이 증가하여 피부가 황색으로 염색되는 증상이다. 전신에 황달이 퍼지면 대변의 색은 회백색의 점토처럼 보이게 되고, 소변 색은 황갈색이 된다. 이렇게 황달이 나타나는 주요 원인은 간 기능장애로 볼 수 있다.

이 외에 감피증(柑皮症)이라 하여 젊은 여성이나 청소년 등에서 특히 나타나는 증상으로 하루에 수십 개의 감귤류를 먹음으로 혈액 중에 황색의 카로틴이 증가하여 손바닥이 노랗게 염색되는 것을 볼 수 있다. 이런 증상은 병적인 것보다는 카로틴 색소 함유가 높은 채소나 과일을 적게 먹으면 퇴색되기 때문에, 만약 감피증으로 진단되면 걱정할 필요가 없는 것이다.

12. 복수(腹水)를 느낄 때

추운 날씨가 계속되는 겨울철에는 우리 몸속의 혈관은 수축하게 된다. 이것은 날씨가 추워지면 더운 여름철보다 우리 몸속에 있는 열량을 외부로 빼앗기지 않으려는 생리 현상이다. 혈관이 수축되려면 혈관 속에 들어 있는 혈액이 감소되어 이 혈액이 간으로 들어가 저장되어야 하는데, 이렇게 우리의 몸속에 혈류량이 늘었다 줄었다 하는 것은 간장의 기능 여하에 따라 변동하게 마련이다.

보통 간을 통과하는 혈액은 1분에 1,500cc 정도인데 하루에 1.5톤의 혈액이 간을 통과하게 되는 꼴이다. 이 중 80%는 소위 문맥을 통하여 간으로 들어가고, 나머지 20%는 간동맥을 통하여 간으로 들어간다. 이때 문맥(門脈)이라는 혈관은 장에서 간으로 연결된 혈관인데, 장에서 흡수된 음식물을 간으로 운반해 주는 역할을 한다.

만약 간경화증이라면 간장 내부의 세포가 오그라들며 똘똘 뭉쳐 간조직 내의 혈관이 막혀지므로 간으로 들어가는 문맥의 혈액이 간으로 들어가지 못하기 때문에 복부에 모이게(鬱血, 울혈) 되는 복수의 증상으로 나타나게 된다. 또 간경화가 되면 알부민이 만들어지지 않기 때문에 혈액에 있는 알부민이 모자라게 되고 따라서 피가 붉어지고 삼투압 현상에 의해 혈관 밖으로 고이게 되어 배가 부어오르는 복수 현상이 일어나게 되는 것이다.

13. 급격히 주량이 떨어진다

체질적으로 술에 약한 사람도 술을 자주 마시게 되면 점차 주량이 늘어난다. 또 술을 계속하여 마시면 알코올에 대한 간세포의 감수성이 점점 떨어지는 것이 사실이다. 술을 먹으면 취하는 것은 혈액 속에 있는 알코올이 뇌세포에 마취작용을 일으키기 때문이다. 술을 자주 마시면 이렇게 간세포의 감수성이 저하될 뿐만 아니라 간장이 알코올을 분해 처리하는 과정에도 변화가 오게 된다.

알코올은 간장에서 산화되어 아세트알데히드(acetaldehyde)가 되고 다시 초산으로 분해되어 전신의 조직으로 운반된다. 이것은 최후에 탄산가스와 물이 되어 몸 밖으로 빠져나가게 된다. 술이 간장에서 산화되어 아세트알데히드로 변화할 때 효소가 작용하는데, 간경변이나 간 기능이 떨어지면 간장의 산화작용이 원활하지 못하여 급격한 주량의 감소를 초래하게 된다. 이때 과다하게 마신 휘발성 액체는 아세트알데히드로 인하여 구역질을 일으키는 원인 물질이 되는 것이다. 그러나 여기서 주의할 점은 술을 계속 마시던 사람이 3주 이상 술을 마시지 않게 되면 MEOS(Microsomoal ethanol oxidizing system) 효소가 줄어들어 평소의 주량보다 빨리 취하는 자신의 주량으로 되돌아가게 된다. 그러나 술에 강해졌다고 해서 간장이 강해진 것은 아니고, 먹는 양이 증가하면 그만큼 간장에 부담이 가게 마련인 것이다.

14. 잊어버리는 일이 많아진다 (肝性昏睡)

간 기능이 저하되어 간경변으로 진전되면 깜빡깜빡 잊어버리는 일들이 많아지는 것이 특색이다. 이것은 간 기능이 매우 나빠져서 독성 물질을 몸 밖으로 잘 배출하지 못해 쌓이면서 생기는 합병증인 간성혼수에 의하여 나타나는 증상인데, 이에 앞서 보여지는 증상으로는 처음에 잠이 많이 오고 말수가 적어지며 가족의 이름을 잘 기억하지 못한다든가 약간 정신이 나간 듯한 이상한 행동을 보일 때도 있다. 또 쉽게 흥분하고 큰소리를 지르기도 한다. 간성혼수는 이와 같은 증상이 나타난다든가 현저하게 기억력이 저하되어 그것이 행동으로 나타나게 된다.

기억력이 떨어지는 원인은 장에서 흡수된 독성물질 및 암모니아 등이 간 기능장애로 인하여 간에서의 해독작용을 상실함에 따라 그대로 혈액 속에 증가하여 뇌까지 전달되어 뇌세포의 산소 및 영양부족과 독소의 축적으로 인하여 나타난다. 그리고 그 외에 음식물 중에 포함된 단백질에 대해 장 속에 있는 세균이 작용하여 대장(大腸)에서 암모니아 양이 증가하여도 기억력이 떨어지는 경우가 있다. 이러한 증상은 건망증과는 전혀 다른 원인에서 나타나는 것이기 때문에 최단 시일 내에 진단을 해야 한다.

15. 우측 상복부에 통증 (痛症)

간장은 오른쪽 늑골로부터 명치 주변 전까지 위치하고 있는데, 이 부분에 통증이 온다면 간장 장애로 인한 통증으로 보아도 좋다. 먼저 의심해 볼 수 있는 것은 가슴앓이로 인한 통증 그리고 담석증, 간이 부어 있거나 또는 간암 등이다.

첫째 가슴앓이는 신경을 많이 써서 오랜 기간 속이 상했다고 하는 사람에게서 많이 나타난다. 담낭이란 간에서부터 흘러나온 담즙이 들어 있는 곳이고, 음식이 위에서 십이지장으로 넘어갈 때 수축하도록 되어 있다. 담낭이 수축할 때에는 담즙이 담낭으로부터 담도로 흘러나온다. 이때 십이지장과 담도(膽道)가 연결된 곳의 근육이 이완되면서 문이 열리게 되고, 십이지장으로 빠져나온 담즙은 음식 중에서 지방을 소화시켜주는 작용을 한다. 만약 담도에 있는 담즙이 십이지장으로 빠져나가지 못할 때는 담즙을 빠져나가게 하기 위하여 계속 강하게 수축하게 되는데, 이때 과도한 수축을 하게 되면 심한 통증을 느끼게 된다.

둘째 담석증을 살펴보면 담낭이나 담관에 생기는 돌이 담석인데 대부분 통증을 느끼지 못한다. 담석증 환자의 대부분이 40대 전후반이며, 중년 부인에게서 두드러지게 많이 나타난다. 미식가나 대식가 특히 음식을 빨리 먹는 습관이 있는 사람도 담석증에 걸릴 위험이 상당히 높다.

담석에는 두 가지 종류가 있다. 하나는 담즙색소인 빌리루빈으로 구성된 색소성 담석이고, 다른 하나는 콜레스테롤 담석이다. 옛날에는 동양인의 담석은 빌리루빈(Bilirudin) 담석이 많았지만 최근에는 식생활의 변화로 콜레스테롤 담석이 많아지는 추세이다.

그 원인은 간에서 담도로 흘러나오는 담즙의 이상 때문인데, 콜레스테롤이 지나치게 많아지거나 담즙산이 적게 분비되어 균형이 깨진 담즙으로 인하여 담석이 생기게 된다. 이렇게 형성된 담석이 담관을 막아 신경을 자극하여 배나 가슴에 심한 통증을 호소하면서 열이 나며 심지어는 황달까지도 나타날 수 있다.

뚱뚱한 사람이나 미식가에게는 체질적으로 지방질이 많기 때문에 인체의 찌꺼기를 배설하는 간의 미세담도가 자칫하면 잘 막혀 버린다. 이때 기름기와 간 속의 쓰레기가 섞여서 돌처럼 굳어져 담석이 되는 것이다. 그 외에 스트레스를 많이 받는 사람이나 술과 담배를 많이 하는 사람들은 간 기능이 손상되어 노폐물을 청소해 주는 담즙이 충분히 생산·분비되지 않으므로 담석증에 걸릴 소지가 매우 높다. 또한 계속되는 스트레스에 의해 간 기능이 저하되어 간세포 사이에 있는 굴 모양의 혈관인 시누소이드(sinusoid)에서 대사 및 해독작용이 제대로 이루어지지 못하면 피가 고이는 울혈 증상으로 되고 이에 간이 부어서 묵직하면서 기분 나쁜 중압감을 느끼는 통증을 호소하게 된다.

그 외에 간암 등에서도 심한 통증이 나타나는데 일반적으로 간경변 증상이 심해지면 간조직이 굳어져서 간암으로 진행된다. 간암 환자에게 통증이 오기 시작하면 어떠한 진통제로도 크게 효과를 볼 수 없을 정도로 매우 격렬하다.

일반적으로 간장병 초기의 자각증상을 모른 채 지나치는 경우가 많지만, 간 기능이 저하될 경우 그 정도가 심해지면 앞서 설명한 것처럼 여러 가지 원인에 의한 증상에서 통증이 나타난다. 그 가운데 간 부위에 제일 많이 오는 증상으로는 담석증에 의해서 오는 통증이 가장 흔하다 할 수 있다.

제3장
간 질환의 개념 및 종류

1. 일반적 개념

간의 기능은 다양하면서도 아주 중요한 일을 하고 있기 때문에 그 기능이 저하되면 각종 간 질환이 발생되면서 이상한 증상들이 나타나게 된다. 그러나 그 증상은 상당히 병이 진행되어 악화된 다음에 나타나게 되는 것이 특징이다. 왜냐하면 간은 손상에 대비하여 충분한 예비 기능을 갖고 있어서 간세포들이 서서히 파괴되어 50%까지 그 기능이 저하되어도 정상적인 생활을 하면서 특별한 불편을 느끼지 못하기 때문이다.

그래서 대부분 간 질환 환자들은 병이 상당히 진행된 후에야 전문기관을 찾게 된다. 환자들이 일반적으로 느끼는 증상들은 첫째 피로감이다. 이것은 간이 에너지 대사의 총본산이라는 점을 생각하면 쉽게 이해될 것이다. 간 기능이 저하되면 탄수화물대사에 이상이 생겨서 혈당이 올라가거나 또는 떨어져서 저혈당에 빠지는 수도 있다.

알부민 합성이 저하되면 혈청 알부민이 감소되어 몸이 붓거나 복강 내에 물이 고이는 복수가 발생할 수 있고, 또 혈액응고와 합성이 저하되면 출혈을 보이는데, 코피가 난다든지 잇몸에서 출혈이 멈추지 않는 경우도 있고, 심한 경우에는 위장관(胃腸管) 출혈도 보인다.

간에서 분비된 빌리루빈이 소장에서 분해되어 대변으로 배설되지 못하여 장애가 생기면 눈과 피부가 가려우면서 노란색의 황달이 생기게 된다. 또 암모니아 등의 독성 대사산물의 해독에 장애가 나타날 때에는 간성혼수가 오면서 건망증 등의 증상들이 보인다. 간성혼수 초기에는 밤에 잠을 못 이루는 불면증이 수반되고 대신 낮에 졸리게 된다. 어눌한 말투가 되고 손이 떨리는 상태가 심해지면 의식이 혼미해져서 깜빡깜빡하게 된다.

특히 남성의 경우 간 기능이 저하되면 성욕도 감퇴되고 여성처럼 유방이 커지며, 여성의 경우는 월경불순이 나타나게 된다. 이러한 증상은 간에서 여성호르몬을 분해시키지 못하기 때문에 과다한 여성호르몬으로 나타나는 것으로 앞서 설명한 바 있다.

면역 기능에서도 간의 기능이 저하되면 각종 병원균에 감염될 수 있는데, 이는 병원균에 대한 저항력이 약화되기 때문이며, 배에 복수가 차는 환자라면 복막염도 주의해야 한다.

일반적으로 간 기능 저하로 발생하는 간 질환의 통증을 느끼는 것은 쉽지 않으나 급성간염, 알코올성 간염, 지방간, 간암 등으로 간이 급격하게 비대해지면 간을 싸고 있는 막이 늘어나서 우측 상복부에 뻐근한 통증을 호소하는 사람도 있다.

2. 간 질환의 종류

간 기능 저하로 야기되는 질환으로는 급성간염, 만성간염, 간경화, 간암, 지방간 그리고 약물성 독성 간 질환으로 나누어 볼 수 있다.

1) 급성간염

간염 또는 간경화 증상을 앓고 있는 환자 가운데 술을 마시지 않는데도 왜 간장이 나빠졌는지 모르겠다고 말하는 경우가 있다. 일반적으로 간과 술, 즉 음주를 원인으로 생각하는 경우가 많은데, 사실 대부분의 간 질환은 80% 이상이 술보다는 바이러스에 의한 간염으로 발병하는 것으로 보아야 할 것이다. 그 외에 알코올에 의한 음주 또는 약물 대사 이상으로 인한 간세포의 손상을 들 수 있겠다.

겨울철 누구나 한두 차례 유행성 독감에 걸리기 쉬운데, 이것도 주범이 바이러스다. 이 바이러스는 1892년 러시아의 이바노브스키(Iwanowski)라는 식물학자가 최초로 담배에서 발견하였다. 바이러스는 세균보다 작은 미생물이기 때문에 동물의 조직에서 배양된다. 이러한 바이러스 중에서 주로 간세포에서 번식할 수 있는 것이 간염을 일으키는 바이러스이다.

간염을 일으키는 바이러스가 발견된 것은 1946년, 혈액 내 단백질의 유전 관계를 연구하던 미국인 블룸버그(Blumberg) 박사가 오스트레일리아 원주민의 혈청에서 새로운 단백질을 발견했는데, 이것을 '오스트레일리아 항원'이라고 명명하였고, 이것이 B형 간염을 일으키는 원인으로 규명되어 노벨의학상을 받았다.

1960년대 A형과 B형의 간염 바이러스가 발견되어 완전 해결되는 것 같았으나 불행하게도 앞으로 F, G형 등의 바이러스가 계속 발견되리라 예상된다. 지금까지 간염의 원인으로 알려진 바이러스는 A, B, C, D, E, G형의 존재가 있다.

(1) 급성 A형 간염

❶ 발병 원인

급성 A형 간염은 원래 유행성 질병이다. A형 간염 바이러스에 오염된 음식 섭취나 물을 마시는 개인 위생관리가 좋지 못한 국가, 전쟁이 발발한 지역 등에서 쉽게 발병하지만, 최근에는 우리나라 20~30대에서도 발병률이 점차 나타나는 것을 볼 수 있다. 바이러스 크기는 직경 27나노미터(1nm는 10억분의 1m)이다. 바이러스는 담즙과 같이 간장에서 장내로 나와 대변과 함께 배설된다. 전염은 이러한 배설물이 여러 경로를 거쳐 사람들의 입, 경구를 통해 개인 또는 집단으로 발병된다. 또 외국 여행 후에 발병된 간염이라면 A형 간염을 먼저 생각해 볼 수 있겠다. A형 간염은 위생이 나쁜 지역뿐 아니라 공중위생이 발달된 선진국에서도 어패류에 의해 빈번하게 발생할 수 있다.

A형 간염은 간염이 유행하고 있는 지역에서 들여오는 냉동식품, 혈액 제제 등에 의해서도 전염될 수 있다. 또한 오염된 하수도 물이 수영장 물을 감염시킨 후, 그곳을 이용한 사람들 가운데 상당수가 A형 간염에 걸릴 수도 있으므로 개인 위생뿐 아니라 사회적 위생시설의 점검이 매우 중요하다.

❷ 간염의 증세

A형 간염 바이러스는 입으로 전염되며 음식물과 같이 사람의 위에 도달한 후 위산(胃酸)에도 죽지 않고, 소장에서 간장으로 전달되어 보통 2~6주의 잠복기간 후에 발병된다. 처음에는 38℃ 정도의 열이 나고 오한과 두통이 함께 오는 감기 증상과 비슷하다. 다만 콧물과 기침이 없는 것이 특징이다. 몹시 피곤하면서 식욕이 떨어지고 구토와 복통을 호소하게 된다. 이러한 증세가 1~2주간 계속되다가 없어지면서 황달을 일으킨다.

황달은 제일 먼저 눈의 흰자위 부분에서 시작되어 전신의 피부와 입 안 등이 노랗게 물드는 증상으로 나타난다. 이와 같이 황달이 보이면 급성간염이라는 확증을 얻게 되는 것이다. 황달이 있기 전에는 피부가 가려워지면서 대변 색이 희게 보일 때도 있다. 소변은 갈색을 띠면서 거품까지 노랗게 보인다.

　A형 간염의 기간은 보통 4주를 잡으며 황달이 없어지면 대부분의 환자는 퇴원해도 될 정도로 급성간염의 증세가 가벼워진다. 한편 A형 바이러스에 감염되었더라도 어떤 경우에는 황달이 생기지 않거나 환자 자신이 모르는 사이에 감기처럼 앓다가 회복되는 경우도 있다.

　사람의 혈청 속에는 두 가지 종류의 단백질 성분이 있는데, 하나는 알부민(albumin)이고 다른 하나는 글로불린(globulin)이다. A형 간염 바이러스에 감염되면, 글로불린은 A형 간염 바이러스에 대한 항체를 만들어내는데, 이것이 면역글로불린이다. 이 면역글로불린에 IgM(immunoglobulin M)형이란 것이 있다. IgM이란 면역글로불린 M형이란 뜻이고, IgG란 면역글로불린 G형이란 뜻이다. M형은 바이러스에 의한 질병의 발병 초기에는 7일에서 2개월까지 환자의 혈청 속에서 나타났다가 일정 기간이 지나면 없어지지만, G형은 발병 후 수개월 후부터 일생 환자의 혈청 속에 존재하게 된다.

　그러므로 A형 간염인지, B형 간염인지의 구별법으로는 발병 7일 후 검사 결과 면역글로불린 M이 검출되면 A형 간염인 것을 알 수 있다. 만약 2개월 이내에 면역글로불린 G가 양성인 경우는 언젠가 한번 A형 간염을 앓은 적이 있었다는 사실을 뜻한다. A형 간염을 한번 앓게 되면 우리 몸속에 오랜 기간 항체가 남아 있으므로 A형 간염 바이러스에는 두 번 다시 감염되지 않고 이겨내는 것이다. A

형 간염에서 회복되면 간 기능 검사상 정상치를 나타낼 때까지 쉬고, 무리한 일은 절대 삼가는 것이 회복기의 주의 사항이다.

❸ 치료와 예방

급성간염은 A, B, C, D, E형의 어떠한 바이러스든, 형에 관계없이 완전한 치료약이 없다. 다만 사람의 몸이란 외부로부터 침입해 들어오는 바이러스에 대항해서 항체를 만들어 그것을 퇴치시키는 능력이 있기 때문에 바이러스에 대한 급성간염이 자연치유되기를 기대하고 있을 뿐이다.

첫째, 절대 안정을 취해야 한다. 인체는 안정을 취하면 간장이 공급해야 할 에너지의 양도 적어지고, 처리해야 할 노폐물도 줄어들어 간장의 부담을 덜어주기 때문이다.

둘째, 누워 있는다. 누워 있게 되면 간장에 피가 많이 흘러 들어가 간염에 의해 파괴된 간세포의 재생에 필요한 영양분의 공급이 많아지게 된다.

셋째, 자각증상이 없다고 해서 정상 근무를 한다는 것은 위험하다. 자각증상이 없다고 서둘러 정상근무를 시작하면 급성간염이 만성간염으로 될 위험성이 있기 때문에 신중해야 한다.

넷째, 약물이 꼭 필요하다면 포도당 주사 또는 탄수화물로 충분한 칼로리를 공급한다. 간세포 내의 당분 양을 고도로 유지하는 것이 간세포의 손상을 막는 가장 좋은 방법이다.

다섯째, 간염 초기의 고단백 식사는 오히려 해를 줄 수 있다. 파괴된 간세포가 재생하는데 단백질은 반드시 필요하지만, 간염으로 인해 간세포가 파괴되면 단백질을 합성하는 간장의 기능이 충분히 발휘될 수 없으므로 자연히 혈액 속에 알부민 양이 부족하게 되는 경우가 있다.

그렇다고 급성간염의 초기에 너무 많은 단백질을 섭취해서 병든 간장에 부담을 주게 되면 오히려 회복이 늦어진다. 그런데 식욕이 없는 간염 초기에 탄수화물의 섭취가 충분치 못하면 환자의 체내에서 단백질이 당분으로 변형되어 에너지로 사용된다. 그 결과 혈액 중에 단백질 양이 감소될 수 있으므로 충분한 칼로리를 탄수화물로 보충해 주는 것이 단백질의 소모를 줄일 수 있는 방법이 된다.

급성간염 환자는 식욕이 있는 한 정상인과 같이 모든 식사를 가리지 않고 해도 된다. 이때 야채와 과일 위주의 다이어트는 해롭고, 지방 성분을 일부러 적게 섭취하려고 애쓸 필요도 없다. 급성 A형 간염은 바이러스 종류와는 무관하므로 바이러스에 의한 병원균이면 동일한 치료법이 필요하다. 급성간염 바이러스가 담즙과 같이 장으로 나와 대변과 함께 배설되어 전염되기 때문에 간염 환자의 오물처리가 항상 문제가 된다. 바이러스는 100℃로 5분 이상 끓여야 죽으며, 60℃에서는 한 시간을 놓아두어도 죽지 않으므로 오물처리에 각별히 신경을 써야 한다.

치료약은 아직도 개발 안 되고, 현대 의학이 눈부신 발전을 했다 해도 바이러스 병을 치료하는 좋은 약을 만들기 위해 노력은 계속 되고 있다. 시중에서 판매되는 모든 간 질환 약은 간장 기능을 보호해 줄지언정 간장병을 직접 치료해 주는 약은 없다고 보는 것이 좋다. 급성간염에 약물을 복용할 필요는 없지만, 소화가 잘 안 되어 비타민의 흡수가 어려운 급성간염의 초기에는 비타민을 보충해주는 것이 중요하다. 정제로 먹는 것보다 주사액으로 보충해 주는 것이 좋겠다. 또한 급성간염 초기에는 구토증 등을 없애는 약이나 소화제 등은 복용해도 무방하다.

급성 A형 간염을 예방하는 방법은 백신주사를 맞는 것이다. 1차 백신을 맞은 후 1개월 후에 한 번 더 맞으면 거의 모든 사람에게 A형 간염에 대한 항체가 양성으로 나온다. 그 후에 6개월이나 1년 후에 한 번 더 접종하면 항체의 생성이 더 상승한다. 가능한 3회의 접종으로 10년은 예방될 수 있을 것으로 본다.

(2) 급성 B형 간염

❶ 전염경로와 형태

우리나라 간 질환 환자의 대부분은 B형 간염을 앓고 있는데, B형 간염 바이러스에 의해 감염되어 발병된다. B형 간염은 음식물에서 감염되는 것이 아니고, 환자의 피에 의해서만 전염된다. B형 간염에 걸린 환자에게 이용했던 주사기나 B형 간염 환자의 피를 수혈 받아서 전염되므로 혈청성 간염이라고도 한다. 또 B형 간염에 걸린 환자의 타액, 소변, 담즙, 정액, 질분비물, 모유 등을 통해서도 전염된다. 환자의 상처 난 부분의 구강접촉이나 입을 맞춘다든지, 이성 간 성교에 의해 전념될 수도 있다. 또한 여자 환자가 아이에게 모유를 먹이는 데서도 감염된다.

급성 B형 간염은 혈액을 통해서 주로 감염되는 경로를 갖고 있는 것으로 밝혀졌다. B형 간염 바이러스 자체는 발견자의 이름을 따서 데인(Dane) 입자라 하는데, 전체 직경이 42mm 구형이며, 직경 27mm의 심부를 두께 7mm의 외피가 덮고 있다. B형 간염 바이러스는 s항원, e항원, c항원의 3가지 항원으로 알려져 있다. 간염의 항원은 간염 바이러스에 포함되어 있는 단백질의 한 종류이다.

❷ 간염의 증세

B형 간염 바이러스에 감염되면 A형에 비하여 잠복기간이 길어서 감염된 뒤 보통 1~6개월 후에 그 증상이 나타난다. A형의 증세는 감기몸살처럼 나타나지만, B형이나 C형은 증상이 서서히 나타나며 열도 미열이거나 전혀 없는 경우가 있다. A형과 다른 점이라면 일반적인 감기 몸살이라고 하기에는 피로의 정도가 아주 심한 것이다. 콧물이나 기침은 나오지 않지만 몸둘 바를 모를 정도로 피로를 느낀다. 이러한 증상이 보통 1~2주 지속된다.

급성간염이 시작되어 감기, 위장병, 몸살과 같은 증상이 나타날 때 GOT, GPT 수치를 검사해 보면 수백에서 1,000단위 이상으로 증가하는 것을 보여 줄 때도 있다. 이러한 수치는 간세포가 아주 많이 손상되어 있다는 것을 보여주는 것이다. 이럴 때는 효소들의 검사치와 증상만으로도 환자가 급성 B형 간염이라는 진단을 내릴 수 있다. 이때, 특이한 것은 간세포가 파괴되어 갈 때는 GOT수치가 GPT수치보다 높게 나타나고, 간세포 파괴 속도가 줄어들거나 중단될 때는 GOT수치가 GPT수치보다 높게 나타난다는 것도 참고해야 한다.

몸살이나 피로감이 초기 증세로 1~2주 계속되다가 증세가 좋아져 이제는 완치되었다고 생각하고 방치하게 되면 3, 4일이 경과한 뒤 황달이 오게 되어 눈 흰자위 부분이 노란색으로 물들고 차츰 피부 전체가 황색으로 물든다. 이렇게 황달이 나타나면 간염을 앓고 있다는 명확한 확증이 서게 된다.

황달이란 담즙이 간장에서 담도를 지나 장으로 흘러내리지 못하여 그 속에 들어 있는 황색의 색소 빌리루빈이 혈액 중에 증가되어 피부가 노랗게 물들어서 생기게 되는 것이다. 황달이 나타나기 2, 3일 전부터 소변의 색이 맥주병 색처럼 짙고 어두운 갈색으로 변한다.

급성간염에 걸리면 소변검사에서 우로빌리노겐(Urobilinoggen)이 양성으로 나타난다. 우로빌리노겐 검사는 간염 진단에 많이 응용된다. 간염에서 황달이 나타나면 혈액 검사에서 GOT, GPT수치가 상당히 내려가고 빌리루빈 수치와 알칼리성 포스파타아제(ALP: Alkaline Phosphatase)의 수치가 상승되는 것이 특징이다. 또한 몸 전체가 염증에 의하여 부어서 비대해지는데 대부분 간장이 부어 있다고 하면 만성간염, 지방간, 간암 등을 의심하게 된다.

B형 간염의 진단으로는 B형 간염 바이러스의 표피 항원 즉, HBsAg(Hepatitis B Surface Antigen)가 혈청 속에 급성간염 발병 후 약 2개월간 존재한다. 따라서 HBsAg 검사를 해보면 B형 간염 바이러스에 감염되었다는 것을 정확하게 진단할 수 있다.

여기서 알아두어야 할 것은, B형 간염 바이러스를 체내에 보유하게 되면 바이러스의 보호자 즉 캐리어(carrier)가 된다. 예를 들어 우연히 병원에 가서 간 기능검사를 했더니 혈액 속에 HBs 항원이 검출되면 간염 보균자라고 몹시 걱정하는 사람이 있는데, 이것은 크게 걱정하지 않아도 된다.

B형 바이러스 항원이 1회만 검출되었다고 해서 보균자는 아니다. 만약 HBs 항원이 한 번 검출되었다고 하면 3개월 후에 다시 한 번 더 검사를 해서 양성으로 나타나면 그때 비로소 보균자라고 진단할 수 있다. B형 간염 보균자 어머니로부터 신생아가 감염된 경우를 수직감염이라고 하고, 부부간의 성생활 또는 키스 등에 의한 감염의 경로를 수평감염이라고 부른다.

B형 간염의 보균자 중에서 아무런 간염 증상도 없고 혈액 검사의 수치도 정상인 사람을 '건강보균자' 혹은 '무증세 보균자'라고 한다. 정상보균자는 환자가 아니기 때문에 정상인과 똑같이 술도 마시고 일도 열심히 하면서 살아가면 되고, 다만 1년에 두 번 정도 혈액검사를 받을 필요가 있다고 본다.

B형 간염 보균자가 수년 내지 수십 년이 지난 어느 날 혈액 검사에서 GOT, GPT 수치가 평상시보다 상승하여 나타나면 이것은 항체를 생성하기 시작했다는 의미로도 보아야 한다. 그리고 바이러스가 소멸되려면 GOT, GPT 수치가 상승하는 과정을 꼭 밟지 않고는 불가능하기 때문에 병이 악화되었다고만 생각하지 않아도 된다.

B형 바이러스 보균자 중에도 HBsAg가 양성이면서 e항원인 HBeAg도 양성인 경우가 있다. 대부분의 어린아이는 HBeAg만 양성인데 성년이 되면 HBeAg도 양성이 되는 경우도 많다. e항원이 양성으로 나타나면 B형 바이러스의 증식이 환자의 간세포에서 왕성하다는 의미이기 때문에 간염이 상당히 악화될 수 있다는 뜻이다. 그러므로 HBeAg가 검출된 보균자는 e항원의 소멸 없이는 간염 치료가 될 수 없다는 것을 명심해야 한다.

B형 간염 바이러스 보균자는 타인에게 전염시킬 위험성이 항상 있다는 것을 잊어서는 안 된다. 보균자 혈액이 다른 사람 또는 가족의 상처에 묻었을 때 바이러스가 전염된다. 따라서 면도기, 칫솔 등을 같이 사용하면 안 된다. 보균자인 어머니가 임신했을 때에는 주치의와 상의하여 출산 시 신생아에게 전염시키지 않도록 예방조치 및 신생아에게 예방접종을 해야 한다.

바이러스나 세균이 환자의 체내에서 여러 가지 돌연변이체로 변해 간다는 것은 누구나 알고 있는 사실이다. B형 간염 바이러스에도 돌연변이체가 생성되어 진단을 어렵게 하므로 특히 오진에 주의할 필요가 있다.

❸ 치료와 예방

B형 간염의 일정한 특효약은 없으며, 충분한 휴식과 안정이 필요하다. 일반적으로 대중요법에 의존하는데, 영양섭취에도 신경을 써야 한다. 간 기능검사에서 정상인 단계라고 판단되어도 1~2개월 정도는 휴식이 필요하며, 서서히 활동량을 늘려가야 한다. 가능한 많은 휴식이 절대 필요하다. B형 급성간염은 약 10% 정도 만성간염으로 이행된다. B형 간염에 한번 걸렸다 완치된 환자의 혈액 내에는 B형 바이러스에 대한 항체(HBIG)인 면역글로불린이 평생 존재한다. 이 항체를 모아 B형 간염의 감염 위험성이 있는 사람에게 주사하면 예방된다.

우리나라에는 보통 사람의 약 3분의 1 이상이 B형 바이러스에 대한 항체를 보유하고 있다. 그러므로 시판되는 글로불린도 B형 간염 바이러스의 감염 예방에 효과가 있다. 그러나 HBIG를 맞는다고 해서 반드시 100% 예방되는 것은 아니고, 맞는다고 해도 10명 중 한 명은 감염이 된다 하겠다. 그리고 B형 바이러스에 감염된 7일 이내에 주사를 맞아야 효과가 있다는 것을 주의해야 한다.

(3) 급성 C형 간염
❶ 간염의 원인
A형도, B형도 아닌 간염 중에서 주로 수혈에 의해 또는 혈액으

로 만든 약품(혈우병 치료약 등)을 주사 맞은 후 발병한 간염을 C형 간염이라고 한다. 1974년 미국인 프린스 박사가 지적한 후 15년 간의 연구에 의해 비로소 C형 간염 바이러스가 발견되었다. 이는 미국의 케이론(Chiron) 회사의 공적이다.

1988년 케이론에서는 원인류(猿人類)를 이용한 동물실험에서 생물공학적인 방법에 의해 C형 간염 바이러스에 대한 항체 즉 Anti-Hcv, 혹은 Hcv-Ab를 검출하는 방법을 발견하는 데 성공했다. 대다수의 C형 급성간염은 주로 C형 바이러스를 보유하고 있는 사람의 혈액을 수혈 받았을 때 전염된다. 그리고 혈액으로 만든 약제 또는 플라스마(plasma) 등에 의해서도 전염된다. B형 간염의 경우와 마찬가지로 C형 간염도 병원에서 일하는 의사나 간호사에게 전염이 되나 전염률은 약 0.5~1%밖에 안 된다.

C형 간염은 성교에 의한 수평간염과 C형 바이러스를 가지고 있는 산모의 신생아에 대한 수직간염이 있다. 이와 같이 C형 간염의 감염 경로는 수혈이나 혈액 제품에 의해 전염되는 것으로 나타났다. C형 간염의 바이러스에 감염되면 잠복기간은 1~3개월 정도이며, 이 잠복기간을 경과하면 급성간염이 발병된다.

C형 급성간염 발병은 3~6개월 후에야 환자의 혈청 속에서 항체(Hcv-Ab)가 발견될 수 있고, 극소수의 환자에게는 발병 후 1년 이상이 경과한 후에야 혈청에서 나타나는 경우도 있다. C형 간염에 대한 항체는 급성간염이 완치된 후 수년이 지나면 환자의 혈청 속에서 소멸되어 버린다. 그러므로 지금까지는 과거에 C형 급성

간염을 앓은 적이 있느냐 하는 것만으로는 어려운 진단법이라고 하겠다. 오늘날의 검사 방법으로, C형 항체가 검출되었을 때 양성으로 나왔다고 하는 것은 현재 C형 만성간염을 앓고 있다는 증거이며, C형 간염 바이러스를 보유하고 있다고 하는 것이 정확하다.

B형 간염 바이러스는 핵산 DNA로 구성되어 있고, C형 간염 바이러스는 핵산 RNA로 되어 있기 때문에 C형 간염 바이러스의 RNA(HCV-RNA)를 PCR 방법으로 환자의 혈액 속에서 검출하여 진단에 이용한다.

❷ 간염의 증세

B형과 마찬가지로 C형 간염 바이러스의 무증세 보균자도 있다. 간염 증상이 전혀 없고 혈액 검사에도 간 기능이 전부 정상인데, C형 바이러스에 대한 항체가 검출되는 경우가 있다. B형 간염 바이러스의 보균자 중에서 C형 바이러스에 대한 항체를 보유하고 있는 환자는 상당수이다. 이럴 경우 간염의 병세가 더욱 빨리 악화되는 경향이 있는데, 유의할 것은 시약을 써서 검사하는 경우 C형 바이러스에 전염되어 있지 않음에도 만성 간 질환의 C형 항체 검사 결과가 양성으로 나타나는 착오를 볼 수 있다. 이럴 때는 말라리아, 기생충, 관절염, 원발성 담도성 경화증 등에서 혈액 속에 많이 포함되어 있는 글로불린 양이 검사상의 착오를 일으키는 것으로 본다. 이때는 검사를 제2세대 검사법이나 PCR 방법으로 재차 검진하는 것이 필요하다. A형이나 B형의 급성간염에 비해 C

형은 현저하게 그 증상이 가벼운 것이 특징이다. 그러므로 C형 간염은 무증세 간염의 경우가 많다.

❸ 치료와 예방

C형 급성간염을 치료하는 데는 역시 A형 또는 B형 급성간염의 경우와 같다고 보면 좋다. 첫째, 최대한의 안정을 취하고 칼로리를 충분히 섭취할 수 있는 식사법이 좋다. 그런데 C형 급성간염의 치료 시 주의해야 할 점은 A형이나 B형 급성간염보다 증상이 가볍다고 해서 완치되었다고 안심하여 직장생활 등 분주한 일상으로 빨리 돌아가면 안 된다는 것이다. C형 급성간염은 약 50% 정도가 만성간염으로 진행되어 간경화증, 간암 등으로 악화되므로 충분한 휴식과 완치 후에 정상적인 생활을 하는 것이 좋다.

C형 간염의 수동적 또는 능동적 예방법은 아직 없다. C형 간염이 완치된 환자의 경우, 그 항체가 수년 지나면 현재 사용되고 있는 검사법으로는 혈청 내에서 검출되지 않는다. 아직까지 C형 바이러스에 대한 면역글로불린을 만들 수 없는 실정이다.

(4) 급성 D형 간염
❶ 간염의 증세

D형 바이러스는 1977년에 발견되었으나, 1944년에 만들어졌던 표본에서 볼 수 있는 것으로 보아 그동안 발견되지 못했던 것으로 보인다. D형 간염 바이러스는 B형 간염이 많은 지방, 즉 아

프리카, 지중해, 동남아, 남미 등지에서 주로 육체적 관계를 통하여 전염되며, 유럽이나 북미 지역에서는 마약중독이나 혈우병 환자 등 주사를 자주 맞는 사람들에게 감염되는 것을 볼 수 있다.

D형 바이러스가 간세포 내에 증식하기 위해서는 반드시 B형 바이러스가 존재해야 한다. 그러므로 HBS 항원을 소유하고 있는 환자에게만 D형 바이러스가 감염된다. D형 바이러스에 감염되면 B형 간염은 악화된다. 건강한 B형 바이러스 보균자가 D형 바이러스에 감염되면 간세포의 손상이 극심해지며 중태의 B형 간염을 유발시킨다. B형 급성간염을 앓고 있는 환자가 D형 바이러스에 감염되면 대다수가 극증성 간염으로 변하여 생명의 위협을 느끼게 된다. D형 바이러스 간염은 아직도 여러 가지 점에서 미개척 분야의 상태로 남아있다.

❷ 간염의 예방

D형 바이러스의 감염은 B형 바이러스에 전염되어 있지 않은 사람에게는 불가능하다. 따라서 B형 바이러스를 예방하면 자연히 D형 간염도 예방되는 것이다.

(5) 급성 E형 간염
❶ 간염의 발생과 증세

E형 급성간염은 오늘날 주로 동남아시아, 인도, 파키스탄, 중동, 아프리카, 중남미 지역에서 발생한다. E형 바이러스는 주로 15세

에서 40세까지의 비교적 젊은 사람이 걸리며, 최근에는 어린이에게서도 많이 나타나고 있다. 수인성 질환으로 오염된 식수나 하수도 오물 등에 의해 감염된다. A형 바이러스처럼 어패류 또는 오염된 냉동식품 등에 의해서도 전염될 수 있기 때문에 주의해야 한다.

우리나라도 점차 E형 간염이 전파되어 가고 있는 것 같다. E형 바이러스에 감염되면 2~9주의 잠복기(보통 6주) 후에 발병되는데, A형 바이러스보다 잠복기간이 약간 긴 것이 특징이다. 발병 후의 증상은 A형과 같으나 초기 증상으로는 구토증, 설사, 복통이 A형보다 심하고 열이 38℃ 이상 오르는 것이라 하겠다. 황달기와 회복기를 거쳐야만 E형 간염은 완치된다.

E형 간염은 무증세 간염을 앓고 있는 환자에게도 있으며, B형이나 C형과는 달리 바이러스 보균자는 없고, 급성, 만성, 간경화증으로 이행되는 경우도 있다. E형 간염은 특히 임산부에게 대단히 위험하기 때문에 간염의 위험성이 있는 지역을 여행하는 것은 피해야 한다.

임산부에게 임신 후반, E형 간염이 발병된다면 20% 정도가 극증성 간염으로 악화되어 사망하게 된다. 진단방법으로는 M형 면역글로불린 검사법이 있다. 글로불린에는 M형과 G형의 두 가지 방법이 있는데, IgM을 M형 면역글로불린이라하고, IgG를 G형 면역글로불린이라고 한다. 그런데 M형 면역글로불린은 질병 초기에 혈액 속에서 검출되어 3~4개월 후까지 존재하고, G형 면역글로불린은 발병 후 상당기간이 경과한 뒤 나타나 여러 해 동안 혈액 중에 있으며 바이러스가 재침입할 때 이를 소멸시킨다. 그러므로 E형 급성간염의 진단은 HEV에 대한 M형 항체 즉, IgM-Anti HEV(또는HEV-Ab-IgM)의 검사로 진단한다. E형 간염을 한번 치른 환자의 혈액 속에는 G형 항체 즉, G형 면역글로불린이 평생 있다.

❷ 간염의 예방

예방을 위해서는 E형 간염이 유행한 지역 등의 위생관리는 물론이고 일상 생활에서도 개인 위생(손씻기 등)과 식음료를 안전하게 섭취하기 위해 위생적으로 조리하고 익혀 먹는 등 A형 간염 예방에 준한다.

2) 극증성간염(劇症性肝炎)

(1) 극증성 간염의 원인

간장병에 걸렸다 하더라도 통증을 전혀 느끼지 못하므로 환자 자신이나 주위 사람들이 대수롭지 않게 생각한다. 그러나 극증성간염은 급성간염을 앓고 있는 환자가 갑작스럽게 병세가 악화되어 혼수상태에 빠졌다가 며칠 지나 사망하는 경우가 있다. 이와 같은 상태의 급성간염은 치명적이기 때문에 치명성 간염 혹은 극증성간염이라고도 부른다.

극증성간염은 급성간염 환자 가운데 "나는 별일 없을 거야"라고 안일하게 생각하고, 간염 치료를 정성껏 하지 않는 환자가 걸리는 경우가 많다. 그 원인은 주로 간염 바이러스에 의한 것이다. 그러나 A형과 E형의 간염 바이러스에서는 극증성으로 악화되는 일은 아주 작으나, E형 간염 중에서 임산부에게는 약 20% 정도 극증성 간염으로 사망하는 경우가 있다. 극증성간염은 B형과 C형 간염 바이러스 중에서 90%를 차지하며, 나머지 10%는 약물 중독에서 그 원인을 찾아볼 수 있다. 극증성간염 환자에게 C형 바이러스에 대한 항체 검사를 해본 결과, 예상한 것보다 많은 환자가 양성으로 나타났는데, 거의 40~60%에 달했으며, 그들은 B형 간염에도 동시에 감염되어 있었다.

C형 극증성간염 환자에게는 항체가 발병 후 27일 전후 즉, 1개월 이내에 검출될 수 있다. 급성간염에서는 간장이 비대해져 오른쪽 갈비뼈 아래로 간장의 하단부가 만져지지만, 극증성간염에서는 간세포가 너무 많이 손상되므로 간장이 위축되어 만져지지 않는다. 말하자면 급성간염에서는 간이 비대해 있다가 극증성간염이 되면 간은 원래 크기의 절반 이하로 줄어든다.

극증성간염에서는 초음파나 CT 촬영으로 살펴보면, 간장이 극도로 작아져 있는 것을 알 수 있다. 그러면서 황달이 무척 심해진다. GOT와 GPT의 수치가 급성간염에서는 일반적으로 상승했다가 1주일 이내에 내려가기 시작하는데, 극증성간염에서는 그 수치가 차차 수천(2,000~3,000 이상) 단위로 올라가고 빌리루빈 수치도 급성간염에서보다는 비교가 안 될 정도로 높아진다. 극증성간염 환자의 80~90%는 의식의 변화가 있는 날로부터 1주일 이내에 사망하게 된다. 그러므로 환자의 거의 전부는 사망한다고 보아야 한다. 심한 경우 1,2일 사이 또는 수 시간 내에 사망하는 경우도 있다.

극증성간염의 증세는 간염이 악화되면 환자는 반응이 늦어지고, 질문에 대한 대답도 늦어지고, 잠을 자주 자려 하고, 점차 의식이 흐려진다. 심해지면 흥분상태로 되어 팔다리를 불규칙적으로 움직이며, 때로는 소리를 지르다가 완전한 혼수상태에 빠짐과 동시에 아무런 반응도 보이지 않게 된다. 이것을 간성혼수 혹은 간성뇌증이라고 한다. 이것은 급속도로 파괴된 간장이 체내의 신진대사를 통해 생성되는 유독물질을 해독하지 못하여 그 유독물질로 인해 뇌세포가 손상되어 의식이 흐려지며 혼수상태에 빠지게 된 것이다.

간성 뇌증은 일반적으로 5기로 분류하는데, 분기별 증세는 다음과 같다.

> 제1기 : 환자의 반응이 좀 느리고, 질문에 대한 대답 등이 느리게 되는 상태
>
> 제2기 : 반응과 대답이 더 느려지고 가끔 대답이 맞지 않는 상태
>
> 제3기 : 환자는 자고 있으며, 소리를 질러서 이름을 부르면 쳐다보지만 질문에 대한 대답을 제대로 하지 못하는 상태
>
> 제4기 : 완전히 혼수상태에 빠져 있으며, 꼬집거나 바늘로 찌르면 통증은 느끼는 상태(눈동자가 작아져 있다)

제5기 : 완전히 혼수상태에 빠져 있으며, 꼬집거나 바늘로 찔러도 통증을 느끼지 못하고 아무런 반응이 없는 상태 (눈동자가 커져 있다) 극증성간염에서는 간세포의 대부분이 파괴되므로 간장 내에서 혈액 응고 요소의 생성이 불가능하게 되어 환자는 출혈 경향을 보이게 된다. 이렇게 되면 코피가 나거나 위장출혈이 생기거나, 피하에 출혈 반점 등이 생긴다.

간장은 재생력이 강하여 수술로써 사람의 간장을 80%까지 잘라도 6개월 이내에 원상태로 재생된다. 또 간장이 70%까지 파괴되어도 극증성간염은 생기지 않는다. 말하자면 20~30%의 간 기능만 있어도 사람은 살아간다. 그런데 극증성간염일 때 간세포는 80% 이상은 손상되었다고 할 수 있다.

(2) 극증성간염의 치료

극증성간염의 치료는 초기, 중기, 말기든 더 이상 악화되지 않게 하며, 시간을 끄는 것이 유일한 지침이다. 시간을 끌며 간세포가 재생되기를 기다리는 것이다. 장출혈이 있는 경우에만 관장을 하여 대장 내에 고인 혈액을 제거하면 된다.

극증성간염 환자는 간장의 기능이 극도로 상실되면 신장의 기능도 저하되므로 신장기능을 유지시키기 위해서는 충분한 양의 수분을 공급하여야 하며, 소변이 다량으로 배출되도록 해야 한다. 신장기능이 악화되면 수분이 배설되지 못하고 환자의 체내에 남게 되어 그 수분이 뇌조직으로 들어가 점점 뇌세포가 부어 의식 상태가 더 나빠지게 되므로 수분을 소변으로만 배설시킬 수 있다면 어떤 면에서는 희망이 보인다고 할 수 있다.

극증성간염은 복용하는 약품에서도 많이 생기는데, 결핵치료제나 수면제를 복용한 사람들 대다수에서 볼 수 있다. 또 독버섯을 먹고도 극증성간염에 걸리는 경우를 볼 수 있다.

3) 만성간염

국제간장연구협회는 1974년도에 급성간염이 완치되지 않고 6개월 이상 경과한 경우에 만성간염이라는 진단을 붙이기로 결정했다. 말하자면 급성간염이 2~3개월 내에 완치되지 않고 지연되는 경우는 만성간염으로 변했다고 보면 된다. 건강한 B형 바이러스 보균자가 간염을 일으키는 경우, 환자의 몸에서 항체 생성이 불완전하거나 불충분하면 바이러스가 완전히 소멸되지 않은 채 간장 내에서 계속 증식되어 간세포의 파괴가 지속적으로 일어나는데, 이것을 만성간염이라 한다.

만성간염 환자에게 "언제 황달을 앓았습니까?"라고 물으면 10년 또는 5년 전에 앓은 적이 있다고 대답한다. 이것은 급성간염이 만성간염으로 변하여 10년 전 혹은 5년 전부터 계속 앓아왔다는 이야기이다.

바이러스 종류에 따라 만성화율이 다르다. A형과 E형 바이러스에 의한 급성간염은 반드시 완치되므로 만성화되는 경우는 거의 없다고 본다. 그러나 B형 급성간염 환자 중 약 10%, 그리고 C형 급성환자 중 50%가 만성간염 환자가 되므로 C형 간염이 B형보다는 더 걱정되는 질병이라 하겠다.

만성화되는 경향을 보면 C형 바이러스 쪽이 B형의 다섯 배 이상이 된다. B형 급성간염에 걸린 후 B형 항원이 소멸되고 HBS항체가 검출되면 간염이 완치되었다고 보는 것이 정상이다. 그러나 GOT, GPT수치가 상승되어 있고 B형 만성간염이 진행 중인 경우가 있는데, 이런 경우 음주에 의한 지방간이라고 간단하게 처리해 버리면 안 된다.

(1) 증상

만성간염의 증상은 급성간염일 때와 마찬가지로 간장이 비대해져 특히 숨을 길게 들어 마실 때 갈비뼈 밑으로 쉽게 만져진다. 또 그 부은 간을 오른쪽 갈비뼈 밑으로 누르면 통증을 느낀다. 오른쪽 상복부에 압박감을 느끼고, 오른쪽 등 뒤쪽으로 뻐근한 불편함을 느끼게 되는 것이 특징이다.

황달은 만성간염에서는 아주 중태일 때 나타난다. 만성간염의 경우는 중한 활동성인 경우를 제외하면 뚜렷한 증상이 없다. 간기능 검사를 할 때는 반드시 빌리루빈 수치, 즉 혈액 내의 담즙색소의 수치를 검사해야 한다. 급성간염이 아닌데도 불구하고 빌리루빈 수치가 상승하거나, 황달이 있을 때는 중한 활동성 만성간염으로 보아야 한다.

간염 진단을 위한 혈액검사에서는 반드시 혈액 내의 단백질 총량, 알부민, 감마글로불린의 수치가 중요하다. 활동성 만성간염인 경우 간장 기능이 저하되었을 때는 알부민이 간장 내에서 합성이 잘 되지 않아 그 양이 정상보다 낮다. 이것은 간염이 상당히 악화되었다는 것을 나타내는 것이다. 혈액 검사에서 감마글로불린의 증가현상이 나타났다고 하더라도 그것은 주로 간장 밖에서 생성되므로 그 수치가 높고 낮음은 간세포의 기능과 관계 없으며, 만성간염의 종류 및 경중에 관계된다. 만성간염의 원인을 진단하는데 급성간염을 앓은 적이 있는지 조사해야 하고, 가족 중 만성간염을 앓고 있는 사람 또는 간 질환으로 사망한 사람이 있는가를 알아보아야 한다.

(2) 치료

만성간염이라는 진단을 받으면, 포기하지 않고 매일 자기 생활을 갖고, 활동성 만성간염 환자는 어떻게 해서든지 비활동성이 되도록 해야 하며, 비활동성 만성간염 환자는 간염 진행이 정지되도록 해야 한다. 만성간염의 성급한 완치를 바라는 것은 금기이다.

첫째, 음식물이나 약품뿐만 아니라 심한 정신적 스트레스나 과로를 하면 육체적, 정신적 부담으로 간염을 악화시킨다.

둘째, 만성간염에서도 적당한 안정이 좋다. 식사 후 약 30분 정도 누워 있으면 간장 내에 피가 많이 흘러들어가 충분한 영양을 간세포에 주게 되고, 또 에너지가 많이 필요하지 않으므로 간세포의 부담을 덜어 준다.

셋째, 만성간염 환자의 관리는 주로 GOT, GPT수치로 변화를 파악하며 자신의 생활을 조절한다. 수치가 상승하면 간세포 파괴가 증가하고, 수치가 일정선에 머물러 있으면 병의 진행 상태가 변동 없는 것으로 본다.

넷째, 간장약은 간장을 보호해 줄 수 있으나 치료해 주지는 못한다. 그러므로 한약으로 대응생기천을 써서 간 기능을 보강시켜서 바이러스의 번식, 범위를 줄여 나가야 한다.

다섯째, 아주 정상적인 식사를 할 것을 권한다. 건강식이란 개개인의 건강상태에 따라 다르게 해야 한다. 예를 들면 아무런 질병이 없는 건강한 사람, 간장에 이상이 있는 사람, 고혈압이나 심장병이 있는 사람, 당뇨병이 있는 사람 등에 따라서 건강식은 완전히 달라져야 한다.

여섯째, 어떤 약이든지 먹으면 간장에서 처리된다는 사실이다.

4) 알코올성 간 질환

간장에 알코올이 들어오면 일차적으로 대사시키는 일을 하는데, 알코올 중독자는 지방대사를 제대로 할 수 없기 때문에 알코올성 지방간이 시작된다. 이렇게 하여 간장 내의 중성지방 생산은 계속되는데, 간장 내 지방이 분해와 간장 밖으로의 방출이 줄어들게 되어 간세포 내에 지방이 차게 되는 것이다. 그 외에도 체내 지방조직의 지방이 알코올에 의해 동원되어 간장에 보내짐으로써 지방간의 형성이 조장되게 되는 것이다. 폭주가가 아닌 애주가의 간장에는 지방, 즉 중성지방이 차는데, 이것은 알코올성 지방간이다.

지방간의 특색은 지방이 간장 내에 차서 간장이 비대해지는 것이다. 지방간이 있는 환자는 자각증상으로 피로감을 느끼고 식사 후에 포만감을 느끼는 것 외에는 별로 없다. 지방간은 GOT, GPT 수치가 약간 상승되어 2~3배 정도 되며, 어떠한 경우는 정상치로 나타날 때도 많다. 대개는 혈액 속의 감마GT 수치가 상승하게 된다. 일반적으로 감마GT는 술을 마신다든지 약물을 복용하는 사람에게는 상승하게 되어 있다. 지방간은 술을 많이 마시는 사람에게서만 볼 수 있는 것이 아니고, 당뇨병이나 비만증이 있는 사람에게서도 흔하게 볼 수 있다.

외과의사가 수술을 해보면 우리나라에서도 지방간 환자를 많이 볼 수 있다. 알코올성 간염은 일반적으로 술을 여러 날 다량 폭음한 경우에 발병된다. 그러므로 간세포가 파괴되어 단시일 내에 간경화증으로 옮겨 갈 가능성이 많다.

알코올성 간염의 증상은 바이러스에 의한 급성간염 증상과 비슷하여 식욕이 없고 피로감과 구토증을 느낀다. 때로는 복통, 발열이 있으면서 중태일 경우는 급성간염보다 황달이 더 심하고 장기간 계속되기도 한다. 대개는 환자나 가족에 대하여 평상시 음주를 많이 했는지 알아봐서 일차적으로 진단을 내린다.

알코올에 의해 간세포가 파괴된 후에는 섬유조직이 증가하는 것은 알코올성 간섬유증이라고 하는데, 간 기능에는 별 이상이 없는 것으로 본다. 그러나 장기간 지나치게 알코올을 마시면 알코올성 간경화증으로 발전되는데, 바이러스에 의한 감염 후에 발생되는 간경화증과 동일하다. 환자의 피부에 거미 모양의 혈관종이 광범위하게 나타나는 것은 간장이 여성호르몬의 활성을 억제시키지 못해서 생기는 것으로 본다.

알코올성 간염에 의해 다른 장기에 지장을 초래하는 것을 살펴보면 심근경색, 췌장, 뇌조직의 이상 등이 올 수 있다. 알코올에 의해 발생되는 간 질환은 지방간이나 간염 등 모두 술만 끊으면 완치가 된다. 술을 끊고 단백질을 충분히 보충해 주고 지방과 칼로리가 적은 식사법을 하는 것이 바람직하다. 칼로리가 높은 음식을 많이 섭취하면 지방간을 유발시키는 경우가 있기 때문이다. 여기서 특별히 알아둘 것은 한 번 알코올성 간염에서 회복된 사람은 다시는 술을 마시지 않도록 해야 한다는 것이다.

5) 약물성 간 질환

일반적으로 입으로 먹는 모든 음식물들은 대다수가 장에서 흡수된 후 일차적으로 문맥을 통해 간장에 들어간다. 다시 말해서 우리 인체에 들어간 모든 음식물들이 간장을 제1 관문으로 통과해야 한다. 이와 같이 먹은 약뿐만 아니라 주사로 맞은 약품도 상당수가 간장에서 처리되는 것이다.

신경통 약의 대명사인 코르티손(Cortisone)계의 약인 프레드니솔론(Prednisolone)에 무서운 부작용이 있다는 것은 천하가 다 아는 사실이다. 이 약은 부득이한 경우 짧은 기간만 사용해야 하며 가급적이면 적게 처방해야 한다. 약 설명서에 이 약을 복용하면 일시적으로 혈중 GOT, GPT 또는 빌리루빈 수치가 상승하더라도 계속 복용하면 다시 정상이 된다고 한다면 간 질환 환자에게 복용할 수 없는 약이라고 본다.

녹즙은 야채로 만들기 때문에 마시면 일차적으로 섬유질을 많이 먹는 셈이 된다. 섬유질을 많이 먹으면 이 섬유질이 장벽을 자극시켜 장의 운동을 촉진시켜 대변을 쉽게 보게 되어 변비를 방지하는 작용이 있다. 특히 소화작용의 부산물인 대변이 대장에 장기간 머무르면 잔여 단백질 등이 대장에서 분해되고 또 흡수되어 간장으로 들어가 간에 부담을 많이 주게 되므로 간 질환 환자에게는 변비가 좋지 않다. 따라서 변비를 방치하는 것은 절대로 안 된다.

혈청 트랜스아미나제 상승 SGOT(AST), SGPT(ALT)	·간세포의 파괴에 의하여 간세포 내의 효소가 혈중으로 유리됨을 의미 · 현재 간 손상이 진행중이므로 즉시 진료를 받아야함
알칼리성 포스파타아제 상승 (Alkaline phosphatase)	·간종양 혹은 담도폐색을 반영 / 임신이나 골(骨) 질환에서도 상승됨 ·원인을 찾기 위해 정밀검사 필요
감마지티피 상승 (gamma GTP)	·간손상을 가장 예민하게 반영하는 검사법 ·특히 알코올성 간손상에 예민 / 진료를 받아야 함

HBsAg(B형 간염 바이러스 표면항원) 양성	·B형 간염 바이러스가 있음을 의미함 (환자 또는 건강한 보균자) ·만성 간 질환에 관한 정밀검사 필요 ·만성 간 질환으로 판정 시 전문적인 치료 필요 ·건강한 보균자도 정기적인 검진 필요
Anti-HBs(B형 간염 바이러스 표면항체) 양성	·B형 간염 바이러스에 대한 면역이 생겼음을 의미
HBsAg(B형 간염 바이러스 표면항원) 음성 Anti-HBs(B형 간염 바이러스 표면항체) 양성	·B형 간염 바이러스가 없음(감염되지 않았음) ·B형 간염 바이러스에 대한 면역이 있음을 의미 ·특별한 조치가 필요하지 않음(건강함)
C형 간염 바이러스항체 (Anti-HCV) 양성	·C형 간염 바이러스 보균자임을 의미 ·만성 간 질환 가능성 높음 ·전문적인 진료 필요
알파페토단백질 (Alpha-fetoprotein)치 상승	·간암의 혈청 표지자임 ·양성 간 질환에서도 상승할 수 있음 ·간암의 가능성 높음 ·즉시 정밀검사 필요

한약의 경우, 한약 자체가 우리 민족의 전통의약으로서 지금까지 조상들의 건강을 지켜 온 파수꾼 역할을 해 왔다는 사실을 우리는 인식하고 있다. 다만, 한약을 복용하는 사람이 간 질환 환자인데, 간 질환에 관한 약을 투여하지 않고 피부약을 투여한다면 간에 부담을 줄 수 있으므로 이때는 피부에 대한 투약을 중지하면 된다. 아마도 똑같은 피부에 대한 약이었다면 한약보다 양약이 더

간 질환 환자에게 부담을 주었을 것은 명확한 사실이다.

한약은 양약보다 정확한 진찰에 의한 투약으로, 간 질환이 있는 환자에게는 어떠한 약보다도 치료효과를 많이 볼 수 있다. 간 질환 환자가 약을 복용할 때의 주의할 점은 다음과 같다.

첫째, 간장에 장애를 덜 주는 약을 선택해야 한다.

둘째, 간장에 질환이 있으므로 합병증 치료시 약의 양을 줄여서 조절해야 한다.

셋째, 간 질환 환자가 간을 손상시키는 약을 복용할 경우 복용기간이 문제가 된다.

넷째, 간 질환 정도에 따라 약을 복용시 처리 능력이 달라진다.

약물성 간 질환이란 복용한 약 자체가 문맥을 통하여 간장에 들어가 간세포에 독물로 직접 작용해 간조직을 파괴하여 급성간염, 심하면 극증성 간염을 일으키는 상태를 말한다. 또, 약물 자체가 간장에 직접 작용하지 않고 그 약물이 간장에서 처리될 때 생기는 분해 산물 또는 간장의 효소에 의한 다른 물질로 변형된 물질 등이 간세포를 손상시켜 간염을 일으키는 경우도 있다.

중독성 간염은 열이 나고 피부에 작은 반점이 생겨 가렵기도 하면서 발병된다. 어떤 약을 복용하고 있는 도중에 이와 같은 증상이 나타나면 약물중독에 의해서 오는지 혈액 검사를 권해 볼 필요가 있다. 약물성 간염에 의해서 급성간염이 올 때의 증상은 구토,

복통이 있고 피곤하며 식욕이 떨어진다. GOT와 GPT의 수치가 비교적 높이 상승하고 빌리루빈 수치는 반대로 떨어진다. 또 바이러스에 의해서 오는 급성간염과 동일한 증상이 온다. 다른 한편으로는 황달형으로 온다. 피부는 황달이 심하고 대변은 엷은 회색으로 되어 가며 맥주 빛 소변을 보게 된다. 혈액 검사에서는 GOT, GPT수치는 비교적 낮게 상승되어 있고 빌리루빈 수치가 상당히 상승하고 있다.

약물성 간 질환을 일으키는 약물로는 항생제가 있다. 약물성 간 질환의 33% 이상이 항생제 남용에서 온다고 보면 된다. 아스폭시실린(Asgoxicillin), 술타마이실린(Sultamacillin) 등을 복용한 환자에 있어서는 40% 이상이 간 기능 검사수치가 상승되어 있는 것을 볼 수 있다. 세팔로스포린(Cephalosporin), 테라마이신(Terramycin) 등도 사용하지 않는 것이 좋다. 아미노글리코시드(Amino-glucoside)계나 클로로마이신 종류는 간장에 별 지장을 주지 않는다.

항생제 외에 간장 장애를 일으키는 약은 결핵약이다. 특히 결핵약은 장기간 복용해야 하므로 큰 문제이다. 결핵 중에서 이소나이지드(Isonaizid)나 리팜피신을 병용할 때는 간장 장애 정도가 대단히 크다. 고혈압 약은 간장에 장애를 일으키지 않지만, 그 중 ACE-억압제는 간장에 손상을 준다.

당뇨병 약은 장기간 복용하면 간장에 많은 손상을 줄 수 있다. 각종 항암제도 GOT, GPT, 빌리루빈수치 또한 기타 간 기능 검사수치를 상승시킨다. 영국에서도 많이 사용하는 수면제 중에서 플라세타몰(Placetamol)이 주성분인 수면제도 간장에 손상을 일으킨다. 두통으로 인한 진통제나 관절염약 등도 한두 번 복용 시는 간장에 손상을 주지 않으나 장기간 복용하게 되면 간장에 손상을 준다.

인스턴트 음식의 방부제, 착색제, 향료 등도 간장에 무리를 줄수 있기 때문에 금기해야 한다. 또한 여자들이 장기간 피임약을 복용할 경우 간장종양이 많이 발생한 것으로 나타났다. 피임약 속의 에스트로겐(Estrogen)이란 호르몬이 간장종양의 원인이 되었던 것으로 밝혀졌다.

6) 간경화증

만성간염이 장기간 계속되면 간경화증으로 변한다. 간경화증이란 만성간염이 심해져서 간장이 굳어져 그 기능을 상실한 최악의 상태이다. 간장을 구성하고 있는 간세포 수는 300억 개 이상이다. 만성간염의 경우 바이러스나 알코올, 약물 등에 의하여 간세포가 손상되는데, 특히 A와 E형의 급성간염은 만성화되는 경향이 아주 적다. 그러나 B형과 C형 간염 바이러스에 의한 만성간염이 간경화로 되는 경우가 많은데, 우리나라에서는 간염 바이러스에 의해서 간경화가 오는 확률이 60~80%나 된다.

급성간염에서 만성간염으로 되는 환자의 비율이 C형이 B형의 5배나 되므로 C형 바이러스에 의한 간경화증 환자가 많다는 것을 알 수 있다. C형 바이러스에 의한 간염은 수혈에 의하여 주로 전염되었다. 유럽인의 간경화증 환자는 우리나라와는 반대로 알코올이 원인이 되어 발병된 환자가 60~80%이고, 나머지는 대부분 바이러스에 의해서 발병하였다. 경제가 좋아지면 역시 술 소비량이 늘 것으로 보아 알코올에 의한 간경화증은 계속 증가할 것이다.

간경화증은 알코올 이외에 신진대사 이상으로 오는 경우가 있는데, 철분(Fe)이 간장에 축적되어 간경화증이 되는 헤모크로마토시스(Hemo-chromatosis),, 또 구리(Cu) 성분이 간장에 축적되어 간경화증이 생기는 윌슨(Wilson)병 등이 있다.

담관에 담즙이 배설되지 못하고 고여 담관이 확대되어 그 압력으로 간세포가 파괴되어 발생하는 간경화증도 있다. 심장이 좋지 않은 환자의 경우는 간장에 흘러 들어간 혈액이 간정맥을 통해 심장으로 나가지 못하고 간장 내에 고여서 간장의 정맥혈과 문맥혈의 압박에 의해 서서히 간세포가 파괴되어 간경화증이 된다. 간경화증에는, 전혀 증상이 없으며 간 기능 검사의 수치도 정상에서 별로 변화가 없는 환자의 복수가 차고 황달이 심하며 혼수상태에 깊이 들어가는 경우가 있다. 간경화증 환자의 증상을 3단계로 분류해 보면 다음과 같다.

초기 : 아무런 합병증이 없고 간장의 합성, 해독, 배설 기능이 정상
인 상태

중기 : 해독기능은 정상이고, 합성 기능 과배설 기능이 정상보다
약간 저하되어 있으며 합병증이 있기도 한다.

말기 : 해독, 합성, 배설 기능이 모두 저하되어 있으며, 합병증이 겹쳐 있고 간성뇌증을 볼 수 있다.

간세포가 만성간염에 의해 다년간 끊임없이 파괴되어 간경화증이 발병하더라도 GOT, GPT수치는 만성간염의 경우와 비교할 때 별다른 차이가 없다. 간장의 단백질 합성 능력도 혈청 내의 알부민 수치나 혈액 응고요소의 수치, 해독작용 등이 모두 정상치로 나타난다. 이와 같이 만성간염과 간경화증은 구별하기 힘들다.

간경화증이 진행되면 간장은 우리 몸의 요구에 따라 충분한 기능을 발휘할 수 없게 되며, 여러 가지 합병증이 나타나게 된다. 이때는 간경화증의 중기에 해당되는데 이 상황에서는 모든 치료가 힘들어진다. 그러나 간경화증 초기에는 경화되는 속도를 지연시킬 수도 있고 완치도 가능하다.

간경화증의 증상은 피로감이 증가되고 몸이 무거워지며 주량이 줄거나 식욕이 감퇴되며 밥을 조금만 먹어도 포만감을 느끼고 배에 가스가 많이 생기며 자주 체한다. 간경화증 환자는 가슴, 어깨 등의 피부에 모세혈관이 확대되어 있고 붉은 작은 반점이 중앙에 있으며, 실처럼 혈관이 거기서부터 방사상으로 뻗치고 있는데 이 것을 거미혈관(vascular spider)이라고 한다.

간경화증 환자에게 복수가 심할 때는 이뇨제인 알탁톤과 라식스를 투여한다. 이때 남자의 경우 유방이 비대하게 되는데, 그 이유는 복수를 빼기 위해서 복용하는 알탁톤 때문이다.

(1) 정맥류

간장에는 혈액 공급혈관이 두 개 있는데, 간동맥과 문맥이 그것이다. 간동맥은 간장에 공급하는 전체 혈액의 4분의 1을 차지하면서 주로 산소공급을 담당한다. 나머지 4분의 3에 해당하는 혈액은 문맥을 통해 간장으로 들어가게 된다.

문맥혈은 위, 소장 그리고 대장의 일부로부터 흘러 들어온다. 섭취한 음식물은 대부분 소장에서 소화되고, 흡수된 것은 문맥이라는 수송관을 타고 간장으로 이동된다. 문맥의 압력은 혈압의 10분의 1 정도밖에 안 될 정도로 대단히 낮은 압력에 의하여 간장으로 흘러 들어간다. 그러나 간경화가 있게 되면 간조직이 굳어져서 문맥의 압력이 낮아지므로 문맥으로 흘러 들어간 혈액의 전부가 간장을 통과하지 못하고 식도정맥을 통하여 대정맥으로 흘러 들어가게 된다. 식도정맥은 식도의 점막 밑을 통과하는데, 식도 정맥 내부의 압력이 높아지고 흘러 들어간 혈액량이 많아지면 식도정맥이 굵어져 식도정맥류가 생기게 되는 것이다.

식도정맥은 그 벽이 얇으므로 파손되기 쉽다. 식도의 하부는 희고 푸른 정맥이 보이는데, 위의 상부에서는 굵어져서 굴곡을 나타낸다. 이것을 정맥류라고 하며 정맥류가 터지면 생명이 대단히 위험하다. 정맥류가 터져 소량이라도 피가 나오면 대변에 섞여 배설되어 대변이 검은색을 띠게 된다. 이것은 피가 위 속에서 위산과 접촉되어 변색되기 때문이다. 이때는 대변을 자주 보게 되는 것이 특징으로, 간경화증 환자의 3분의 1 이상이 정맥류가 터져 토혈하거나 하혈하여 사망하게 된다.

간경화증이 심해지면 반드시 정맥류가 터지지 않아도 위장출혈이 있을 수 있다. 이것은 간경화증 환자의 중기나 말기에 간장의 합성 기능이 장애를 받아 혈액 응고 요소의 합성이 저하되기 때문에 아주 작은 상처에도 피가 계속 흐르며 멈추지 않는다. 이때는 프로트롬빈타임 수치를 측정하여 30% 이하인 경우에는 출혈의 위험성이 있기 때문에 플라스마를 자주 주사해 주어 프로트롬빈타임 수치를 30% 이상, 가능하면 40% 이상으로 올려 주는 것이 출혈을 방지하는 길이다. 그러나 플라스마 투여량이 너무 적으면 지혈되지 않고 또 너무 많으면 혈전이 생기기 때문에 55%까지만 올려 주면 된다.

(2) 복수와 부종

건강한 사람도 약간의 복수는 있다. 복수가 있기 때문에 복강 내에서 장의 표면과 서로 유착되지 않고 있는 것이다. 간경화증의 복수란 위장 속에 물이 차는 것이 아니고 위장 밖의 복강 내에 물이 차는 것으로 소장 및 대장이 복수 속에 잠겨 있게 되는 것이다. 간경화증으로 복수가 심해지면 임신한 부인처럼 배가 부르게 되고 배꼽이 나오며 환자가 남자인 경우 음낭에 물이 차서 커지게 된다.

간경화증이 심해지면 소화가 잘 안 되어 뱃속에 가스가 많이 차므로 방귀가 자주 나오게 된다. 그러나 복수가 차기 전에 먼저 발등이나 발목에 부종이 생기게 된다. 발등이 부어서 신발이 맞지 않는다든지 걷기가 불편하든지 하면 복수가 찼다는 것을 알아야 한다.

복수가 차게 되면 단백질인 알부민이 혈관벽을 통하여 빠져나오기 때문에 혈관 속에는 알부민의 양이 줄어들게 되어 있다. 또 간경화증이 심한 환자의 간장은 알부민을 합성하는 능력 자체가 약하기 때문에 이중으로 알부민이 부족하게 된다. 또 간장의 기능 중 해독기능이 저하되면 복수 또한 심해지며, 간경화증이 악화되면 신장기능도 저하된다.

문맥의 압력, 간경화증의 정도, 혈액 속의 알부민 양, 혈액 속의 소금량, 간장의 해독기능, 환자가 마시는 물 그리고 신장의 기능 모두가 간경화증으로 인한 복수의 증가를 좌우할 수 있는 요소가 된다.

간 기능이 저하되면 복수가 심해지는데, 라식스만을 복용해서는 복수가 결코 빠지지 않으며, 아울러 콩팥에서 소변을 만드는 일을 방해하기도 하여 소변량이 줄어들어 복수가 빠지지 않는 원인이 되기 때문에 알탁톤과 라식스를 함께 복용하여 복수를 빼내야 한다.

일반적으로 알부민은 보약이 아니므로 피곤하다고 쓸데없이 맞을 필요는 없다. 알부민 수치가 정상인 간 질환 환자는 아무리 알부민을 맞아도 효과가 나타나지 않는다. 그러므로 알부민은 간경화증으로 간에서 합성이 잘 되지 않고 혈청 내의 농도가 낮을 때 필요한 만큼 보충해 주는 것이 바람직하다.

　간 질환이 수년 또는 10여 년이 지속되다 보면 폐의 기능, 심장의 근육 등이 손상을 입어 약해져 있다. 이런 환자에게 알부민을 빠른 속도로 주사하면 폐에 물이 차거나 심장마비 등이 생기게 되어 갑자기 사망하게 되는 경우도 있다.

　간경화증 환자에게는 이뇨제를 사용하기 때문에 특별히 소금을 줄여서 먹을 필요는 없다. 만약에 체내에 소금의 양이 부족하면 이뇨제의 약 효능이 제대로 나타나지 않기 때문에 혈액 내에 어느 정도의 소금량이 있어야 이뇨제의 효력을 발휘하게 된다.

(3) 간성뇌증

　간장의 필요한 세 가지 기능은 배설작용, 합성작용, 해독작용이다. 간장은 여러 가지 신진대사에 의해 유해물질이 담도를 거쳐 장으로 배설하게 되어 있다. 그런데 급성간염이 발병되면 제일 먼저 배설작용이 장애를 받는다. 이러한 배설작용이 장애를 받아 급성간염에서는 황달이 생기게 되는 것이다.

　만성간염이 오랫동안 진행되면 합성작용에 이상이 온다. 혈액 내의 알부민 양이 감소되면서 혈액 응고 요소가 부족하면 얼마나 감소되었는지를 검사함으로써 간경화의 말기인지의 여부를 알 수 있다. 간경화증 말기에는 해독작용이 불가능하게 되어 간성뇌증이 나타난다. 간세포가 심하게 파괴되면 소장으로부터 흡수된 물질 가운데 해로운 것들이 간장에서 해독되지 못하고, 그대로 혈액을 타고 증가하여 뇌세포 속으로 들어가 손상을 끼친다. 그렇게 되면 정신상태에 이상이 오고 간성혼수가 유발된다. 이와 같이 간경화증 환자의 정신 상태에 이상이 나타나는 것을 간성뇌증이라 한다.

간경화증에서는 황달이 심하지 않고 간성혼수가 오는 경우도 있으나 일반적으로 황달이 심해지면 간성혼수가 온다. 간경화증이 심하다 할지라도 간성혼수에 한번 빠진 환자가 깨어나면 수년간 생존할 수 있다. 식사를 중지하고 50% 농도의 포도당을 사용하는 것이 가장 좋다.

(4) 간성혼수의 치료원칙

첫째, 칼로리는 주사로 공급하며, 50%의 포도당을 공급하는 것이 가장 좋다.

둘째, 간장에서 혈액 응고 요소를 합성하지 못하기 때문에 출혈을 방지하기 위하여 플라스마를 공급하는데 인색하지 말아야 한다.

셋째, 환자에게 수분 공급을 시키고 이뇨제(알닥톤과 라식스)를 충분히 주어서 소변이 항상 나오게 해야 한다.

(5) 간경화증의 치료법

간경화증 초기에는 만성간염과 통일하게 치료한다. 간경화증이 발병된 원인이 무엇인지를 찾아서 원인을 제거하는 방향으로 치료를 해야 한다.

알코올의 원인으로 간경화증이 왔으면 알코올을 끊고, 바이러스에 의해서 발병된 간경화 증상이면 바이러스 소멸에 노력해야 한다. 또, 간장을 손상시키는 약물의 복용은 피해야 한다. 만성간염과 마찬가지로 F형과 C형 바이러스의 보균자인 간경화환자도 어떤 방법을 사용하든지 바이러스가 혈액 내에서 사라지고 그에 대한 항체가 생기도록 해야 한다.

음식물 섭취는 단백질을 적당히 하고 하루에 필요한 칼로리를 충분히 섭취하는 것이 좋으며, 합병증이 없을 때는 정상인과 똑같이 한다. 간경화증 말기에는 오히려 단백질의 양을 줄여야 한다. 단백질 섭취를 과다하게 하면 소장에서 완전히 소화되지 못하고 대장으로 넘어가 대장 내의 균에 의하여 암모니아가 생성된다. 이것이 혈액을 타고 간성혼수를 일으킨다.

간경화 환자의 호전 유무는 간장의 합성 기능을 찾아보아야 하는데, 이것은 주로 혈액 내의 알부민 값과 혈액 응고요소의 양을 대표하는 프로트롬빈 타임 값이다. 이 두 가지 값이 상승하기 시작하면 간경화 말기의 간장이 회복되어 간다고 볼 수 있다.

7) 간암

고대 이집트의 미라 골격 등에서 암의 존재를 볼 수 있으며, 로마시대에는 유방암, 자궁암 등을 수술했다는 기록이 있다. 중세기를 거쳐 르네상스 후에 다시 연구대상이 되어 19세기 후반에 비로소 근대의 암질환에 대한 견해가 확립되었다. 현대에 와서는 눈부신 발전을 하면서도 암은 아직도 불치의 병으로 인류에게 공포감을 주고 있다.

사람의 몸에서 일부의 세포가 몸 전체의 조화를 무시하고 자기 마음대로 분열 증식해 큰 조직 덩어리를 형성하고 있는 것을 종양이라고 한다. 종양이 커가면서 주위의 조직을 압박만 하고 그 조직 속으로 침투하지 않는 것을 양성종양이라고 하고, 반대로 주위 조직으로 파고들어 파괴해 나가는 것을 악성종양이라 하는데, 이것이 바로 우리가 말하는 암인 것이다.

1992년 발표에 의하면 우리나라의 경우, 간암 환자가 인구 10만 명당 20~30명으로 세계에서 가장 많다. 거의 모든 간암은 간경화증 환자에게서 발생한다. 간경화증에 간암이 합병하는 비율은 최근 증가하고 있다. 우리나라는 바이러스에 의한 간경화증 환자가 많고, 80% 이상 간암이 간경화증과 합병되어 있으며, 유럽처럼 알코올이 간경화증의 주원인이 되어 가고 있는 실정이다. 그러므로 간경화증 자체가 일차적으로 간암의 원인이라고 생각하면 된다.

간암 환자의 30% 이상이 B형 바이러스 보균자이며, 아시아에서는 간암 환자의 약 3분의 2 정도가 C형 바이러스에 감염되어 있다. 간암 발생에는 B형과 C형 간염 바이러스가 중요한 역할을 한다고 보고, 바이러스에 의한 만성간염 치료가 암을 예방할 수 있는 결정적인 요인이라 하겠다. 간장 자체에서 발생하는 것을 원발성간암이라 하고, 다른 장기에서부터 암이 간에 옮겨진 것을 전이성간암이라고 부른다.

원발성간암에는 간세포 암과 담관 세포암의 두 종류가 있다. 간암의 초기에는 특별한 증상이 없다. 그러나 간암 환자는 유달리 피로감을 느낀다. 또 체중이 갑자기 3~5kg 정도 줄어든다. 윗배의 오른쪽 부분에 통증이 있기도 하고 불쾌감을 느끼기도 하며, 식욕이 떨어지면서 식사를 조금만 해도 포만감이 갑자기 심해진다. 간암이 커져 있으면 환자 자신이 윗배를 만져 간장이 커져 있는 것을 알게 되고, 간장의 표면에 요철 모양의 기복이 있는 것을 손으로 만져 볼 수 있다. 간암이 상당히 진행되면 오후에는 열이 많이 나고, 밤에는 식은땀을 많이 흘리게 된다. 암의 성장 속도는 2~3개월 동안 2cm 정도의 간암이 3~4cm 크기로 자랄 수 있고, 또한 암이 큰 곳은 예상 밖으로 간장 내에서 퍼져 나간다.

(1) 진단

효소의 일종인 알칼리 포스파타아제(Alkaline phosphatase. Alp)가 혈액 속에 증가하는 경우는 간장 내에 무슨 종양이 있는 경우가 많다. 간장 내에서 양성이든 악성이든 어떤 종양이 발육해 갈 때 이 효소가 혈액 중에 증가되어 간다. 다른 원인에 의하여 담소가 막혀 담즙이 흘러 내려가지 못하는 경우에도 알칼리 포스파타아제의 혈액 내 수치는 올라간다.

유산탈수소효소(LDH)는 간장 내뿐만 아니라 적혈구, 심장근육 등에도 포함되어 있는데, 간암에서는 GOT, GPT의 수치가 같은 비율로 상승하지 않고 LDH 수치만 비교적 많이 상승한다. 알파페토프로테인(Alpha-FetoProtein AFP)은 단백질로 간암을 진단하는 데 아주 중요한 것으로 원발성간암 환자의 80~90%가 혈청 속에 높은 AFP 수치를 가지고 있으므로 AFP의 검사수치가 상승되어 있으면 간암임을 알 수 있다.

AFP가 시간이 지남에 따라 지속적으로 상승될 때는 틀림없이 간암이다. 간암은 2~3개월 사이에 상당히 성장한다. 이와 같은 검사 이외에 CT 촬영, 초음파 검사, 혈관 조형의 세 가지를 이용하면 간암 진단은 95%까지 정확하게 할 수 있다.

MRI(Magnetio Resonance Imaging)란 자기공명 영상진단법으로 강력한 자장 속에 환자의 몸을 넣어 두고 간장의 사진을 찍는 검사법이다. 이 MRI검사법은 초음파검사, CT촬영, 혈액검사 또는 혈관촬영 등에 의한 검사로 정확한 진단을 내릴 수 없을 때 보조 수단으로 사용된다. MRI검사법은 2cm 이하의 작은 간암도 찾아낸다.

(2) 치료

건강한 간장은 최고 85%까지 잘라버려도 환자는 살 수 있다. 원래 크기의 3분의 1 정도만 완전히 기능을 발휘하여도 생명을 유지하는 데 전혀 지장이 없다. 설령 수술을 하였다 하더라도 3개월이 지나면 거의 원래의 크기대로 재생된다는 것이 특정이다. 그러므로 간장을 잘라낸다고 해서 걱정할 필요는 없다. 예를 들면 어린아이의 간장을 성인에게 이식했을 때, 이식된 어린아이의 간장은 수주 후에 어른 간의 크기로 재생된다는 사실이다.

수술이 어렵거나 수술한 후에 재발되었을 때 TAE(Transcatheter Arterial Embolization) 동맥색전술 치료를 하면 된다. 이 치료법은 환자의 다리 최상 부위의 안쪽에 있는 동맥에 바늘을 찔러 그 구멍에 카테터 즉 일종의 가는 관을 넣어서 그 끝을 X선 투시기로 관찰하면서 간동맥에 삽입한다. 가능한 한 그 끝을 간암의 가까운 곳까지 들어가게 하여 특수한 가루가 섞인 리피오돌이란 액체를 주입시켜 암조직 주변의 동맥을 폐쇄시킨다. 그렇게 하면 암조직으로 들어가는 동맥의 혈류가 차단되어 산소와 영양분의 공급이 중단되고 암세포가 죽어 버린다. 이 리피오돌을 주입할 때 항암제를 혼합하여 같이 넣어 주면 더욱 좋은 효과를 거두게 된다.

TAE 치료법은 간암이 5cm 이하인 경우에 적용하면 더 좋은 효과를 얻을 수 있다. TAE를 할 때 열이 좀 있기도 하고 통증이 있을 수도 있다. 이것은 일시적인 현상이므로 염려할 필요가 없다. 그러나 고열이 여러 날 지속되는 경우에는 TAE의 심한 부작용일 수도 있다.

간암환자에게 알코올이나 식초를 주입할 때 한번에 주입하는 알코올의 양은 암의 크기에 따라 다르나, 직경 1cm에는 2ml, 3cm에는 3ml면 적당하다. 알코올 주입은 한번만 실시하는 것이 아니라 반드시 1주일에 2회 해주고, 경과를 보아가며 전체적으로 4회에서 6회까지 한다. 하루에 한 사람에게 주입하는 알코올의 양은 10cc를 초과하지 말아야 한다.

일반적으로 암의 크기가 3cm 이하이고, 3개 이하가 발견되었을 때 치료결과가 양호하다. 다만 암조직이 3cm보다 클 때는 1회의 알코올 주입 시 다량을 주사해야 하며, 암조직이 완전히 파괴되기 어렵기 때문에 여러 번 실시해야 한다. 알코올을 암조직에 주입하면 많은 환자가 38℃ 이상 고열이 나는 것을 볼 수 있다. 약 3일 후면 거의 대부분 열이 내린다. 다만 열이 내리기 전에 다시 알코올을 주사하는 것은 삼가야 한다.

알코올 주사법과 TAE를 함께 사용하면 더 좋은 결과를 얻을 수 있다. 최근에는 알코올 대신 우리가 먹고 있는 식초의 주성분인 초산(Acetic Acid)을 15~45% 농도로 하여 주사해 좋은 결과를 거두고 있다. 이 경우도 1~3cm 크기의 암에 효과가 좋다. 암세포가 가지고 있는 항원에 대한 모노클로날(Monoclonal Antibody)을 만들어 그 항체에 항암제를 결합시켜 환자에게 주사하면 그것이 간암에 도착하여 항암제에 의한 암 조직만 선택적으로 파괴하게 되는 연구도 진행 중이다.

원발성간암은 현재까지 의학계에서 사용하고 있는 항암제로 치료해도 효과가 적기 때문에 항암제 치료는 그렇게 희망적이 아니다. 항암제를 사용해서 얻은 효과보다는 그 부작용이 더 크므로 권하고 싶은 치료법은 아니다.

8) 간위축

간위축에 대해서는 지금까지 정확하게 알려져 있지는 않으나 임신 및 알코올중독(알코올, 비소, CHCl3)에 의해 발생되는 것으로 추측하고 있다. 초기 증상에는 식욕부진, 복부 불쾌감, 구토, 황달이 나타나면서 중증이 되면 급격하게 헛소리를 하거나 경련, 혼수 등의 증상으로 나타난다.

9) 간농양

간농양은 충수염 장티푸스, 아메바성 이질, 담석 등의 세균성 질환에 의한 감염 때문에 생기는 것으로 고열이 나고 우측 상복부 통증이나 간 비대 증상이 나타난다. 이때 특이한 것은 황달 증상은 거의 없다는 것이다.

10) 담낭, 담관염

간에서 만들어진 담즙을 농축저장하여 필요에 따라 적정량의 담즙을 공급하는 일을 담낭이 한다. 그런데 세균 등에 의하여 담낭 또는 담관에 염증이 생겨 담선통과 같은 극심한 통증이 발생되거나 담석에 의해 담낭이나 담관벽이 자극을 받아 세균이 감염된 경우 담낭염이 발생한다.

담석은 무기물질의 침전체로서 이로 인해 담낭 내에 세균의 침입이 쉽게 되는데, 이 담석은 담낭벽의 염증성 변화 또는 담즙의 구성 성분의 비정상적인 변화에 의해 형성된다. 그러나 약물 내지 수술요법에 의해 제거될 수 있다. 심한 상복부통, 구역질, 구토, 발열, 가벼운 황달, 심외부통이 심하거나, 뚜렷한 황달이 없을 때는 총담과 결석증의 합병 여부를 의심해야 한다.

11) 담석증

담석증은 담즙의 과다한 분비 및 배출기능 저하에 의해 생기는 고형 침전물인 결석이 담도를 폐쇄시킴으로써 담도에 있는 평활근의 기능이 항진되어 담도경련이 일어나 심한 발작성인 상복부통으로 나타난다. 그리고 그 외의 오한, 발열, 황달, 복통으로 인한 식은땀, 구토가 수반되면서 통증이 오른쪽 어깨로 점차 확산되어 나가는 질환이다.

제4장
간 질환 진단 방법

    간 질환을 진단하는 데는 진찰소견이나 혈액검사 그리고 복부 초음파 검사 등 간편하면서도 고통 없이 검사할 수 있는 방법들이 대부분 사용되기 때문에, 이용자들은 간검사 자체를 크게 두려워하여 병을 방치하거나 크게 키워서는 안 된다. 성인병 검진이나 일반 건강진단 결과 이상 소견이 간에서 발견되면 그 소견 자체가 무엇을 의미하는지 알아보자

    일반적으로 혈액 검사상에서 간장을 진단할 때는 혈액 중의 GOT, GPT, 빌리루빈, 감마GTP 등의 많은 용어들이 등장하게 된다. GOT, GPT라고 하는 것은 간세포 안에 있는 효소들로서 간 질환을 앓고 있는 환자일 경우 GOT, GPT의 수치가 일반적으로 높아지는 경우로 보아서 간 질환 유무를 판단하게 되는 것이다. 간장이 정상적인 경우라면 혈액 내에 극히 소량의 GPT, GOT효소가 나오지만 간세포가 파괴되면 혈액 내로 다량이 흘러나오기

때문에 GOT, GPT 등의 효소수치가 상승하게 되는 것이다.

간 질환 초기 단계에서는 GPT의 수치가 GOT의 수치보다 급격하게 증가하며, 만성일 경우에는 반대로 GOT의 수치가 GPT의 수치보다 높은 것이 일반적인 경우이다. 이와 같이 GOT와 GPT의 수치를 비교하는 것은 간 질환의 병명을 판단하는 중요한 단서가 될 수도 있는 것이다.

GPT라고 하는 것은 간장 안에서만 존재하기 때문에 간 기능 장애에서는 극도로 민감하면서도 특이하게 반응하는 것으로 알고 있다. 그러나 GOT는 간세포 이외의 심장이나 근육에서도 많이 포함하고 있기 때문에 간세포 파괴 이외의 심근경색 등의 병변에서도 나타난다.

알코올성 지방간인 경우는 GOT, GPT 수치가 일반적으로 정상치보다 약간 높으며, 가끔 100~200선까지 가기도 한다. 알코올성 간염이 발생한 경우에는 100 이상 상승할 수도 있기 때문에 바이러스성 급성간염과 구별이 잘 되지 않는다.

그러나 빌리루빈 수치가 바이러스성 간염보다 심하게 상승해서 10~20mg 정도가 되기도 하는 것이 하나의 특징적인 차이점이다. 또, 다른 차이점이라고 한다면 혈액검사에서 알코올성 간염은 감마GPT의 수치가 상승될 수 있다는 것도 유의해야 한다.

일반적으로 GOT의 정상수치는 40 이하이며, GPT의 수치도 35 이하인데, 예를 들어 간 질환 환자의 혈액 검사에서 GOT와 GPT의 수치가 100~180이지만 알코올성 지방간이라면 술만 끊으면 GOT, GPT의 수치가 현저하게 내려가지만 바이러스에 의한 B형이나 C형 간염인 경우는 술을 끊는다 해도 어느 선까지만 내려가고 더 이상의 수치가 떨어지지 않는 것도 알아야 한다. 이상과 같이 술에 의한 간 손상이든 바이러스에 의한 급, 만성 간 부위 손상이든 모두 혈액 검사에서 일정한 검사상의 소견이 발견될 수 있다는 사실을 참고해야 한다.

제5장
술과 간의 관계

1. 포도주가 간에 미치는 영향

포도주 속에는 약간의 철분이 들어 있어 독특한 맛을 풍기는 것으로 알려져 있다. 그래서 알코올 이외의 다른 미량의 성분이 간장에 어떠한 작용을 미치거나 혹은 포도주에 함유된 철분이 간장에 어떤 나쁜 영향을 끼치지 않을까 하는 생각을 할 수 있다.

원래 포도주의 주산지인 프랑스사람들은 세계에서 가장 술을 즐겨 마시는 국민 중의 하나이다. 흡사 차를 마시듯 포도주를 즐기는데 순수 에탄올을 계산하면 국민 1인당 연간 약 30l 정도 마시고 있다. 그런 이유로 해서 프랑스 사람들에게는 알코올성 간경변이 대단히 많다.

더 자세히 이야기하면 프랑스 사람들은 포도주를 즐겨 마시다 보니 알코올성 간경변 중에서도 헤머크로마토시스(철과잉증)라는 증상의 환자가 많이 발생되는데, 이 병의 원인은 포도주 속에 들어 있는 철분이 침착되어서 생긴다고 할 수 있다.

2. 술의 종류와 간과의 연관성

술이라고 하면 막걸리, 소주, 청주, 맥주, 위스키 및 포도주 등의 여러 가지 종류가 있으나 결국 알코올이 함유되어 있다는 점에서 어느 것이나 동일하다고 볼 수 있다. 그런데 술의 색깔과 맛에 있어서 왜 차이가 나느냐 하면, 퓨젤유(油)와 같이 미량의 불순물이 거기에 들어 있기 때문인 것이다.

그렇다면 술과 간장의 관계를 고려할 때 술에 포함된 퓨젤유나 철분 등 미량 성분의 함유량 차이는 별 문제가 될 수 없다. 사실 문제가 되는 것이라면 술에 의해 섭취되는 알코올의 양이라 하겠다.

알코올은 높은 에너지원이 되기도 하는데, 정종 1홉의 열량은 200cal이고, 맥주의 같은 양은 220cal이며 또한 위스키는 180cal라고 한다. 같은 알코올 양이라면 맥주의 칼로리가 가장 높고 위스키가 제일 낮은 것으로 알려져 있다. 그래서 맥주는 될 수 있는 한 줄이고 위스키를 즐겨 마시기로 했다고 하더라도 결국 10% 차이도 되지 않는 열량이기 때문에 그렇게까지 신경 쓸 만한 것은 되지 못한다.

문제가 되는 것은 위에서 지적한 것과 같이 마시는 양에 달려

있다. 저칼로리라고 해도 대량으로 마시면 같은 결과를 초래하게
된다. 따라서 술의 종류에 따라 간장에 영향을 주기보다는 섭취한
알코올의 양에 따라서 문제가 발생된다고 보면 되겠다.

3. 인간과 술의 관계

사람을 제외한 동물들은 술을 마실 기회가 있다고 하더라도 술
을 거의 마시지 않는다. 1950년에 많은 학자들이 동물들에게 술
을 먹게 하여 그 결과를 연구하려 하였으나 실패하고 말았다. 그
이유는 동물들이 술을 마시려 하지 않았으며, 마신다고 할지라도
발병을 일으킬 정도로 많이 마시지 않았기 때문이었다.

한 예로 쥐에게 술을 마실 수도 있고, 물을 마실 수도 있는 두
가지 경우를 가정하여 실험했더니 물을 더 좋아했다고 보고되었
다. 술이란 인간만이 즐기는 전유물이라고 생각하고 그 술을 적절
히 잘 이용할 수 있는 능력을 가진 사람에게는 신이 주신 선물이
라고 할 수 있으며, 절제 능력을 상실한 사람이라면 술로 인하여
패가망신하고 병이 들게 된다. 술은 재앙을 일으키는 괴력의 물질
로만 볼 것인가? 아니면 적당히 절제하여 약술로 이용할 것인가?
하는 양면성 앞에서 인간은 고뇌하고 있다고나 할까….

4. 잠자리 술

　불면증에 시달리고 있는 사람들 중에서 흔히 잠자리에 들기 전에 술을 마시는 습관을 가지고 있는 경우가 많은데, 이러한 사실을 감안하면 술이란 확실히 수면을 유도하는 성질도 있다는 것을 알 수 있다. 이는 혈액 중에 알코올 농도가 증가되면 긴장이 풀어지면서 중추신경계 기능이 억제되고 졸음기가 생기게 되기 때문이다.

　잠자리에 들기 전에 술(잠자리 술)을 무리하게 마시면 안 된다. 잠자리 술의 적당량은 사람마다 차이가 있으므로 정확히는 말할 수 없지만 소주라면 2홉짜리 3분의 1병이고, 위스키라면 더블로 한 잔 정도가 아닐까 한다. 맥주는 알코올 농도가 낮고 또 수분이 많아서 소변이 자주 마렵기 때문에 잠자리에 들기 전에 마시는 잠자리 술로는 적당하지가 않다고 생각한다.

　잠자리 술을 마실 때는 잠들기 전 30분에서 1시간 정도가 적당한데, 그 이유는 음주 후 30분경에 혈중 알코올 농도가 가장 높아지기 때문이며, 너무 이른 시간에 마시면 마신 후 30분이 경과하면서 혈중 알코올 농도가 낮아져서 잠이 들기 전에 잠이 깰 수 있기 때문이다.

　특히 불면증환자는 수면제와 술을 함께 복용하는데, 이럴 경우 간이 술도 해독하여야 하고 수면제도 해독하여야 하는 이중고를 겪어야 한다. 이렇게 되면 술과 수면제의 양쪽을 한꺼번에 해독시키는 작용이 떨어져서 어느 한쪽에 대한 해독기능이 저하되기 때문에 수면제 효과가 대단히 커진다.

그래서 한 알만을 먹어도 다섯 알을 한꺼번에 먹는 효과를 나타내므로 예상하지 못했던 일이 벌어질 수도 있다. 그러므로 아무리 잠이 오지 않더라도 술과 수면제를 동시에 먹는 것은 절대 금물이다. 마찬가지로 '잠자리 술'도 불가피한 경우에만 마시도록 하고, 습관적인 음주행위는 피하는 것이 좋다.

5. 술과 주량과의 관계

체질적으로 술에 약한 사람도 술을 자주 마시게 되면 점차 술에 강해지게 된다. 이것은 술을 계속하여 마시게 되면 알코올에 대한 간세포의 감수성이 점점 떨어지기 때문이다. 술을 먹으면 취하게 되는 것은 혈액 중에 들어간 알코올이 뇌세포에 마취 작용을 일으키기 때문이다.

술을 자주 마시면 감수성의 저하뿐만 아니라 간장의 알코올 분해 처리 과정에도 변화가 온다. 알코올은 간장에서 산화되어 아세트알데히드가 되고, 다시 이것이 초산으로 분해되어 전신의 조직으로 운반된다. 그리고 이 초산은 최종적으로 탄산가스와 물로 변해서 몸 밖으로 배설되게 된다.

이때 생기는 아세트알데히드가 숙취를 일으키는 원인 물질로서 이와 같은 아세트알데히드로 변화되는 과정에서 두 가지의 효소가 관여하게 된다. 또 술을 3주 정도 마시지 않는다면 두 가지 효소 중의 하나인 MEOS 효과가 다시 원래 상태로 되돌아가기 때문에 술이 한동안 늘었다고 생각하다가도 3주 이상 술을 마시지 않고 공백을 두면 원래의 주량으로 되돌아가게 된다.

여기서 주의할 것은 술에 강해졌다고 해서 간장이 강해진 것은 아니라는 사실이다. 술을 마시는 양이 증가하면 할수록 그만큼 간장에 부담을 주게 되는 것을 유념하여야 한다.

6. 술을 마시면 배가 나온다

술을 많이 마시다 보면 배가 나오는 사람들이 많다고 하는데 과연 그럴까? 흔히 맥주를 마시면 살이 찐다고 하는 사람들이 있는가 하면 술을 마실 때는 으레 안주를 많이 먹게 되므로 살이 찐다고 주장하는 사람도 있다.

물론 이러한 주장들이 모두 틀린 이야기는 아니다. 그러나 최근의 의학 잡지에 발표된 것을 보면, 술을 마실 때와 음식을 먹을 때, 똑같은 칼로리를 섭취한다고 가정한다면 일반 음식을 먹을 때보다 술을 마실 때 살이 더 많이 찐다고 한다.

그 이유는 간은 주로 지방 분해에 의해 발생되는 에너지를 이용하여 간 자체의 기능을 발휘하는데, 술을 마시면 간에서는 지방보다 알코올을 먼저 분해하여 여기에서 발생하는 에너지를 이용하게 되므로 이때 미처 분해되지 못한 지방이 쌓이게 되기 때문이라는 것이다. 이러한 이유로 술을 많이 마시면 지방이 배에 쌓여서 허리가 점점 늘어나게 되는 것이다. 술을 먹어서 살이 찐다고 생각이 되면 살찌는 걱정을 하기 전에 먼저 술부터 줄이는 것이 최선책이라고 생각된다.

7. 알코올 중독 증세를 스스로 진단하는 방법

아래의 표는 알코올 중독증세가 있는지 어떤지를 스스로 진단해 볼 수 있는 자가 진단 방법을 정리한 것인데, 이 방법을 '미시간 알코올리즘 선별검사(MAST)'라 하여 모두 25개 항목으로 구성되어 있다.

증 상	점 수	
	예	아니오
1. 당신은 스스로 정상적인 음주가라고 생각하십니까?	0	2
2. 술을 마신 다음날 아침에 일어났을 때 간밤 일을 기억하지 못한 적이 있습니까?	2	0
3. 배우자나 부모님이 당신이 술을 마시는 것에 대해 늘 염려하거나 불평을 하곤 합니까?	1	0

4. 한두 번 술을 마신 후 특별히 애쓰지 않아도 술을 더 마시지 않도록 자제할 수 있습니까?	0	2
5. 술을 마시는 것에 대해 늘 불안한 마음이 생깁니까?	2	0
6. 친구나 주위 사람들은 당신이 정상적인 음주가라고 생각합니까?	0	2
7. 당신은 늘 시간이나 장소에 맞추어 음주를 제한하고자 합니까?	0	2
8. 원할 때는 언제나 술을 마시지 않을 수 있습니까?	0	2
9. 음주단체와 같은 곳에 참가해 본 적이 있습니까?	5	0
10. 술 마실 때 싸운 적이 있습니까?	1	0
11. 음주로 인해 배우자와의 사이에 문제가 발생한 적이 있습니까?	2	0
12. 배우자나 가족 중에 당신의 음주 때문에 타인의 상담을 받은 적이 있습니까?	2	0
13. 음주 때문에 친구를 잃은 적이 있습니까?	2	0
14 음주로 인해 근무에 지장을 받은 적이 있습니까?	2	0
15. 음주 때문에 실직을 당한 적이 있습니까?	2	0
16. 음주로 인해 연속 2일 이상 가족과의 대면이나 일, 책임 등을 회피했던 적이 있습니까?	2	0
17. 종종 오전 중에 술을 마십니까?	1	0
18. 당신은 간에 장애가 있다는 말을 들은 적이 있습니까?	2	0
19. 술을 끊었을 때 정신적 · 신체적으로 고통을 받거나 심하게 떨리고 환청 · 환상 등의 증상이 나타난 적이 있습니까?	2	0
20. 음주문제가 심각해서 술을 끊고자 금주협회 등에 가입해 본 적이 있습니까?	5	0
21. 음주로 인해 병원에 입원한 경험이 있습니까?	5	0

22. 정신병원이나 일반병원 정신병동에 입원한 적이 있을 경우 그 원인에 음주문제도 관련되어 있습니까?	2	0
23. 음주와 관련된 심리적인 문제를 해결받고자 정신병 진료소를 찾거나 전문인의 상담을 받은 적이 있습니까?	2	0
24. 음주행위 때문에 경찰에 붙잡힌 적이 있습니까?	2	0
25. 경찰에게 음주운전을 적발당한 적이 있습니까?	2	0
5점 이상-알코올 중독 4점-알코올 중독 가능성이 있음		

앞 표의 항목을 읽고 각 항목에서 얻은 점수를 모두 더하였을 때 4점이 나오면 알코올 중독 가능성이 있음을 암시하고, 5점 이상일 때는 확실하게 알코올 중독이라는 것을 나타낸 것이다. 만약 알코올 중독 증세가 조기에 발견될 수 있다면, 그 발견이 빠르면 빠를수록 일반적으로 치료효과가 높다.

8. 술이 지방간을 만드는 이유

알코올을 장기간 마시게 되면 지방간에 걸린다. 지방간은 간에 지방이 90% 이상 꽉 들어찬 병을 말하는데, 이처럼 간에 고여 있는 지방은 간에서 썩어 과산화지질로 된다. 이 과산화지질은 독성이 매우 강한 물질로서 썩은 기름을 제거하여 쥐에게 주사해 보면 즉사하는 것을 볼 수 있다.

우리가 섭취한 지방은 일단 간에 들어가면 지방을 실어 나르는 지방 운반용 단백질과 결합하여 간 밖으로 나가 온몸으로 퍼지게 된다. 그러나 술을 많이 마시면 알코올의 주독 작용으로 지방을 운반해 주는 단백질을 만들어내지 못하기 때문에 간에 있는 지방이 간 밖으로 나가지 못하고, 간 안에서 고여 썩게 되는 것이 지방간이 되는 이유라 하겠다.

일단 지방간에 걸리면 먼저 술을 끊는 것이 최상의 방법이고 술을 끊으면 대부분 완쾌되지만, 치유기간이 지연될 때는 한약으로 주독을 제거하여 주면 치료효과를 더욱 높일 수 있다.

9. 숙취가 생기는 이유

술은 천천히 오랜 시간을 두고 조금씩 마시는 것이 간장에 부담을 적게 준다. 마시는 술은 간장에서 이산화탄소와 물로 최종 분해된다. 이때 이산화탄소는 폐를 통해 배출되고 물은 소변으로 배설되는 것이다.

간장이 알코올을 해독하는 데는 일정한 한계 능력이 있다. 즉 1시간에 체중 1kg 당 간장에서 해독되는 알코올 양은 0.1g 정도로서 체중이 60kg인 사람의 경우 소주 1홉을 마시면 그것을 해독하는데 5시간이 소비되는 셈이다. 따라서 술을 짧은 시간에 많이 마시게 되면 알코올 중의 일부가 미처 해독되지 못한 상태에서 중간물질인 아세트알데히드의 상태로 혈액 속에 남게 되는데, 바로 이 아세트알데히드란 물질이 다음날까지 깨어나지 못하게 하는 숙취의 주원인이 되는 것이다.

숙취를 제거하기 위해서는 목욕을 통해 혈액의 순환을 원활하게 해주는 것도 좋은 방법의 하나가 되겠으며, 당분을 섭취하는 것도 좋은 방법이 된다. 다시 말해서 숙취가 생기게 되면 체내의 포도당에 비하여 수분 등이 부족하게 되며, 체내에 염분 또한 균형이 깨져서 신체에 이상이 생기게 된다.

10. 술을 마시면 화장실에 자주 가는 이유

술을 마실 때 시종 마시기만 하고 화장실에 소변을 보러 가지 않는 사람도 있는가 하면, 일반적으로 대다수의 사람들은 술을 마시다가 화장실에 들락날락 하는 것을 볼 수 있다. 이와 같은 차이는 사람의 체질과도 연관되지만, 술을 마시게 되면 알코올이 이뇨작용을 하기 때문에 소변이 나오게 되게 마련이다. 물 1ℓ를 마셨을 때보다 약주 1ℓ를 마셨을 때가 소변량이 훨씬 많은 것은 알코올 음료가 이뇨작용을 한다는 증거가 되는 셈이다.

소변은 알코올의 종류에 따라 큰 차이가 없다. 소주나 막걸리, 청주 및 위스키 등 어느 것을 마셔도 거의 다 마찬가지이다. 그러나 맥주는 내용량이 많기 때문에 소변이 자주 마려운 것뿐이다.

술을 먹는 방법이나 체질 등에 따라 소변을 보는 것도 달라진다. 술을 천천히 마시게 되면 소변량이 많고, 한꺼번에 많이 마시게 되면 소변이 잘 나오지 않게 된다.

체질에 따라, 또 술을 마시는 정도에 따라 차이가 있으나, 얼굴이 붉어지거나 가슴이 두근거리는 사람은 소변이 잘 나오지 않고, 술이 센 사람은 안면색이 하나도 변하지 않으며, 소변이 잘 나온다고 알려져 있다. 술을 마시면 알코올이 소변을 못 나오게 하는 호르몬[抗利尿]의 활동을 저지하기 때문에 소변량이 많고, 또 자주 마렵게 되는 것이다.

11. 술을 마시면 목이 마르는 이유

평소에 소주를 마시면 갈증 때문에 아침에 잠을 깨어 물을 찾는 경우를 흔히 경험하게 된다. 알코올은 몸속에 들어 있는 물을 소변으로 변화시켜서 몸 밖으로 배출시키는 탈수 작용을 하는데, 알코올이 그 10배에 해당하는 작용을 하여 물을 배설시킨다.

만약 우리가 소주를 마실 경우 소주의 알코올 농도가 20~30%이므로 소주 100ml(2잔 정도)에는 알코올이 20~30ml 정도 함유되어 있다. 소주 2잔을 마시면 몸속에 있던 물을 그 10배인 200~300ml를 배설하게 되어 결국 그와 같이 배설된 양의 물은 보충되어야 하는 것이다.

맥주를 마실 경우에는 맥주의 알코올 농도는 4%에 불과하므로 맥주 100m*l*에는 알코올이 4m*l*가 함유되어 있어 알코올에 의해 배설되는 물의 양은 40m*l* 정도가 된다. 또 위스키를 마실 때 칵테일을 하거나 물을 함께 마시는 이유는 바로 알코올에 의한 탈수 작용을 줄이고 물을 미리 보충해 주기 위한 것이라 하겠다.

12. 알코올 중독자에게 많은 골괴사증

골괴사증이란 뼈가 썩어 들어가는 병인데, 자신도 모르는 사이에 뼈가 썩어 버리고, 어느 날 갑자기 뼈가 부러져 걷지 못하게 되는 것을 말한다.

이 병에 걸린 남자환자의 60%가 하루에 청주 3홉 이상을 마셨으며, 여자의 경우는 56%가 부신피질인 스테로이드 호르몬제의 사용자였다. 특히 프랑스 같은 나라에서는 알코올 중독자가 많아서 골괴사증 환자가 많은데, 이 증상이 가장 많이 나타나는 부위로는 대퇴골 골반에서 99%가 발병된다.

대퇴골은 그 부위의 조직 혈관이 직각으로 구부러져 있어 사소한 원인만 있어도 혈액이 잘 흐르지 못한다. 그리고 이 속은 체중을 지탱하기도 하는 중요 부위이다. 이 증상의 특색은 뼈가 썩어 들어가면서도 통증을 느끼지 못한다는 것이다. 다만 방사선 촬영에 의한 뼈의 이상으로 알게 되는 수가 많다.

술을 많이 마시는 30대의 알코올 중독자라면 뼈의 구조가 60대의 굳어진 노인의 뼈와 비슷하다고 한다. 그리고 근육도 굳어져 있는 것이 보통이다. 이러한 사람들은 갑자기 무거운 짐을 든다거나 급격한 운동을 하게 되었을 때 순간적으로 뼈가 시큰해지면서 통증이 따르게 되는데, 이러한 자극에 의하여 영영 낫지 않게 된다면 이는 필시 골괴사증으로 의심하여야 한다.

술을 마시면 골 괴사증이 올 수도 있는데, 이유는 뼈도 살아 있는 조직이어서 혈액의 공급을 받지 못하면 썩을 수밖에 없기 때문이다. 그러므로 간염, 지방간 및 말초성 간염 등이 오면 기능저하가 되는 중요한 원인이 된다.

특히 지방간 환자가 되면 지방대사에 이상을 일으켜 혈액 속에 지방간이 가득 차게 되어 일부 지방덩어리가 혈관을 막아버리게 되므로 골괴사증에 걸리는 수가 있다. 그러므로 알코올 중독자인 사람에게 좌골신경통이나 대퇴 부위에 원인 모르게 통증이 생긴다면 한번쯤 골괴사를 의심해 보아야 한다. 이러한 증상이 있을 때는 뼈의 괴사를 예방해 주면서 뼈의 조직을 튼튼하게 해주는 한의학적인 치료법이 있기 때문에 아주 심하지 않은 상태에서는 크게 걱정하지 않아도 된다.

13. 맥주에 대한 모든 것

맥주의 어원은 라틴어의 마신다(Bibere)의 뜻을 포함하는데, 그것이 변화해서 비어(Beer)로 된 것이다. 맥주의 성분은 탄수화물이 80%이고 단백질, 아미노산, 미네랄, 비타민 및 유기산 등이 20%이다. 맥주를 칼로리로 계산해 보면 약 250cal로 밥 한 공기하고 반에 해당된다. 특히 맥주가 들어 있는 병을 흔들면 안 되는 이유로는, 맥주의 여러 성분이 이온화된 상태로 골고루 분산되어 투명한 콜로이드를 형성하고 있는데, 맥주병을 흔들어서 진동시키면 콜로이드 상태가 깨지면서 맥주의 맛이 산산조각 나기 때문이다. 특히 맥주는 냉동실에 넣으면 콜로이드 상태가 깨져 맛이 변하여 쓴맛을 느끼게 한다.

그러면 맥주에서 거품이 차지하는 역할이 어떠한 것인가를 살펴보면 탄수화물과 단백질이 탄산가스에 휩싸여 거품을 형성하는데, 이는 맥주가 산화되는 것을 방지하며 동시에 탄산가스가 휘발되는 것을 방지하는 일을 하게 된다. 특히 맥주가 산화되면 맥주의 고유 맛이 없어지면서 맛 자체가 변한다. 맥주에는 방부제나 향료 그리고 색소 등의 첨가제를 사용하지 않기 때문에 완전한 자연식품으로 간주되고 있다.

드라이 맥주란 당성분을 줄여 단맛을 감소시키고 알코올 농도를 높인 것이기 때문에, 그 맛이 담백하면서 부드럽고 깨끗한 뒷맛을 느끼게 한다. 생맥주란 60도 온도에서 멸균처리를 하지 않은 것이다.

맥주를 따르는 방법은 빈 잔을 약간 기울이고 반쯤 찰 때까지 조용히 따른 후 잔을 똑바로 세우고 천천히 따른다. 마시고 남은 잔에 또 맥주를 따르게 되면 맛이 없어진다. 맥주를 마시는 방법은 거품을 헤치면서 목으로 맛을 보며 거품이 끝까지 남게 한다.

칵테일 때 토마토주스(Red eye)와 함께 하는 것은 숙취로 눈이 충혈 되었을 때 좋다. 콜라(트로이 목마)와 함께 할 때는 마시기가 수월하며, 진이나 위스키(Dog's nose)와 함께 할 수도 있고 스태미나용으로 계란 노른자+꿀+맥주를 하면 식욕이 없고 기운이 없을 때 좋다.

맥주 안주로 적당한 것은 기름기가 있는 땅콩이나, 소시지, 햄, 치즈, 두부찜, 튀김 및 생선전 등으로 하는 것이 좋으며, 짠 것이나 단 것은 피하는 것이 좋다. 맥주병이 갈색인 것은 햇볕을 받으면 맥주의 색과 맛이 변질될 수 있기 때문이다. 맥주 한 병에 들어가는 재료는 맥아 60g과 쌀 15g 및 호프 꽃 10개 정도이다.

제6장
간을 보호하는 음주법

1. 80g 이상은 마시지 말자

동양인과 서양인의 차이 그리고 사람과 사람의 차이는 있겠지만 건강인의 간장은 한 시간에 평균 9g 정도의 알코올을 분해 처리할 수 있다. 그러므로 간장이 80g 정도의 알코올을 처리하는 데 걸리는 시간은 약 9시간 필요하다. 전날 80g 정도의 알코올을 마셨다고 한다면 다음날 기상과 함께 그 알코올은 전부 간의 해독 작용에 의해 해독되어 없어진 셈이다.

일본이나 독일에서 간경화 환자의 음주량을 조사해 보았더니 간경화 환자는 거의가 하루에 80g 정도 이상의 알코올을 마셨으며, 그 이하로 알코올을 마신 사람 중에서는 간경화 환자를 발견할 수 없었다. 그러므로 건강한 사람의 간장에서 분해시킬 수 있는 알코올 양은 80g 정도이며, 이는 맥주의 경우 2*l*, 청주는 0.5*l*,

위스키는200m*l*, 소주는 320m*l* 정도에 해당된다. 바꾸어 말한다면 위에 언급한 양 이상 마신다고 한다면 간경변을 재촉하는 지름길이라는 것을 알아야 한다.

2. 1주일에 2~3일은 휴간일(休肝日)로 정하자

연속적으로 이틀 이상 동안 술을 마신다고 했을 때 우리 몸속에 있는 간장은 24시간 동안 1초도 쉬지 못하고 연속적으로 일에 혹사당하게 된다. 예를 들면 앞에서 설명한 것과 같이 알코올 80g 정도까지 먹었을 때 간장에서 분해되는 시간은 9시간 걸리므로 1시간에 9g 정도 분해되는 것이다. 맥주를 3,000cc 정도를 마시게 되면 알코올이 분해되는데 13시간 30분 정도가 필요하게 된다. 이 뜻은 다시 말하면 오늘 마신 술이 그날 중에 완전히 처리되지 못하므로 상당량이 다음날로 이월되어 처리되는 것이다.

간장에서의 알코올은 처리할 수 있는 한계를 가지고 있다. 그래서 1주일 내내 마신다는 것은 간경변을 초래한다는 것을 의미하기 때문에, 2~3일간 휴간일을 정하여 간장에 휴식을 주는 것이 매우 중요하다.

한동안 술을 끊고 쉬었다 마신다고 해도 알코올에 의해 손상된 간조직이 있다고 하면 2~3일 쉬는 동안, 간의 왕성한 재생력에 의하여 재생되는 시간을 베풀게 된다는 의미이다. 또한 첫 잔의 각별한 맛을 느끼게 할 수도 있기 때문에 1주일에 2~3일간 술을 쉬었다 마시는 것은 튼튼한 간장을 유지하는 하나의 방법이기도 하겠다.

3. 적당량의 안주를 먹으면서 술을 마시자

빈속에 술을 마시게 되면 위장에서 알코올 흡수를 촉진하게 되어 빨리 취하기도 하겠지만, 강한 알코올이 위벽을 상하게 하여 급성 위염을 일으킬 수 있는 원인이 될 수 있다.

특히 술을 마시는 사람들에게서는 영양장애를 흔히 볼 수 있는데, 적당한 단백질, 비타민, 광물질 등의 영양소가 함유된 안주가 적당하다. 아래의 음식은 안주로는 부적당하다고 본다. 예를 들면 지방질 안주로 술을 마시게 되면 위벽을 보호할 수 있고 술이 덜 취하게 할 수는 있다. 그렇지만 우리 인체는 술을 마시면 알코올을 분해하기 위하여 체내에 많은 지방들이 간장으로 모이게 되므로, 이때 삼겹살, 불고기, 튀김 통닭, 중화요리 등의 안주를 먹게 되면, 외부로부터 지방분이 다시 들어와서 체내에 지방이 남아 간에서 축적되기 때문에 지방간에 걸리게 된다.

그래서 간을 위해서는 지방질 안주가 크게 필요치 않고 위를 보호하기 위해서는 지방질 안주가 필요하다고 볼 수 있다. 지방질 안주에다 술을 마시는 것보다 생선회에 두부 요리가 술안주로는 제격이라 할 수 있다. 또 과일 안주는 술안주로 안성맞춤이라 할 수 있으며, 이것은 동물실험 중에서 쥐에다 알코올을 투여하고 과당으로 알코올의 분해 속도를 알아볼 때 보통 때보다 1.5배의 속도로 알코올 대사가 진행되는 것을 보면 알 수 있다. 이것은 과일 속에 과당이 많이 들어 있기 때문에 과일 안주야말로 술안주로 일품이라고 할 수 있고, 테이블에 내다놓는 과일 안주야말로 눈요기만 하게 하는 것은 결코 아니라고 할 수 있다.

4. 숙취 해소의 최고 묘약

술이란 마실 때 즐겁지만 과음을 하게 되면 다음날 아침에 괴로운 것은 숙취라는 불청객 때문이다. 숙취로부터 벗어나기 위해서는 몸속에서 발생된 여러 가지 원인을 제거하는 것이 중요하다. 먼저 당분이 많이 함유된 과일을 많이 먹어 부족한 과당을 보충시켜 주는것 외에 알코올의 분해 속도를 증가시켜 줄 수도 있기 때문이다.

차를 마시는 것도 중요하다. 차에는 미네랄과 비타민이 다량 함유되어 있기 때문에 부족한 미네랄과 비타민을 보충해 주고 체내 수분을 유지시켜 준다. 또 커피를 묽게 타서 마셔도 좋다. 커피에는 대뇌에 자극을 주어 소변을 통해 나쁜 물질을 쉽게 배설하게 해주는 성분도 있다. 그러나 가령 위가 약하여 평상시에 위장장애를 호소하는 사람들은 커피를 위에 자극이 가지 않게 가급적 묽게 하여 마셔야 한다.

또한 숙취 뒤에는 목욕을 하도록 하여야 한다. 목욕은 신진대사를 활발하게 하여 알코올의 분해 속도를 증가시켜 노폐물을 땀으로 배설시켜 준다. 이때 목욕물은 미지근한 것이 좋으며 너무 뜨거운 욕탕일 경우는 심장근육을 이완시키는 부담을 주게 되므로 피하는 것이 좋다. 그러므로, 술을 먹을 때 적당한 양만 마실 수 있는 자제력이 필요하며, 숙취를 예방하는 가장 좋은 방법은 역시 과음하지 않는 것이 무엇보다도 상책이다.

제7장
일상생활에서 간을 튼튼히 하려면?

1. 식사 후 수면을 취할 때

영국 수상을 지낸 처칠의 자서전 중에는, 전시에도 낮잠만은 꼭 잤다고 하면서 "나의 활력원은 낮잠이다. 낮잠을 자지 않는 사람은 원만한 인생을 즐기지 못하는 사람이다"라고까지 말할 정도로 낮잠을 예찬하고 있다.

미국의 한 의학잡지에 발표된 것을 보면 역대 영웅이나 위인들은 점심 식사 후 낮잠을 즐겼던 것으로 조사해서 기술하고 있다. 미국의 트루먼, 케네디 및 존슨 대통령 등과 나폴레옹이나 에디슨 및 영국의 처칠 등 많은 사람들이 점심 식사 후 낮잠을 즐겼던 것으로 알려졌다.

특히 간 기능이 약한 사람이라면 점심 식사 후, 간세포를 정상으로 회복시키기 위하여 충분한 수면으로 간세포에 충분한 산소와 영양분을 공급해 주어야 할 것이다. 그렇지 않으면 간세포의 회복도 그만큼 늦어질 것이다.

식사 후 낮잠을 자게 되면 상당량의 피가 간에 저장되어 간 질환일 경우에 치료를 도울 수 있는 결과가 된다. 예를 들어 서 있거나, 운동할 때의 간 혈류량은 누워서 낮잠을 잘 때보다 30~50%까지 감소하게 되므로 간을 튼튼하게 하려 한다거나 아니면 간장질환 치료를 빠르게 하기 위한 목적으로는 식후 수면요법이 좋을 것이다. 또 현대사회에서 강한 스트레스로 인하여 긴장된 신경을 무엇인가로 풀어야 하기 때문에 그런 점에서 낮잠은 필수적이라 하겠다. 낮잠을 자게 되면 스트레스도 해소되고 피로를 회복시켜 주며 신경을 안정시켜 주어 건강에 매우 유익하며, 특히 간장에 혈액이 충만해지기 때문에 많은 도움을 준다.

일본에서 발표한 조사결과에 의하면 일본 내 회사원들의 8할 정도는 점심 식사 후에 낮잠을 즐기는 것으로 나타나 있다. 또한 이 조사결과에 의하면 낮잠을 잔 후에 활력을 다시 찾았고, 업무 능률이 더욱 향상되었다고 하였다. 또 낮잠을 자는 사람들의 이야기로는 밤에도 잠을 잘 자서 숙면(熟眠)을 취할 수 있다고 보고하고 있다. 그러나 낮잠을 너무 오래 자게 되면 머리가 맑지 못하게 되어 역효과가 나타나게 되므로 약 20~30분 정도면 충분하다고 본다.

스페인 같은 나라에서는 시에스타(siesta)라 하여 점심 식사 후에는 만사를 제쳐놓고 오수(午睡)를 즐기는 시간이 정해져 있으며,

이 시간에는 가정, 직장 및 상점 등이 모두 문을 닫고 낮잠을 즐기고 있다. 비록 잠을 자지 않더라도 20분 정도 눈을 감고 명상에 잠긴다면 그것만으로도 행복하다고 느끼게 될 것이다.

우리에게도 만약 이와 같이 시간적인 여유가 있고 충분한 휴식을 취하기 위해서 점심 식사 후에 잠깐 동안의 낮잠을 즐기는 습관이 있다고 한다면 국민건강과 간장 피로 회복에 많은 도움을 줄 것으로 생각한다.

2. 비만을 예방하자

비만한 자들을 관찰하다 보면 몇 가지 공통된 습관을 갖고 있는 것을 발견하게 된다. 첫째 많이 먹는 것은 물론이고 한꺼번에 폭식하며, 급하게 먹고, 잠자리 들기 직전에 간식을 꼭 먹는 것 등의 좋지 않은 습관을 공통적으로 갖고 있다는 것을 알 수 있다.

만약 아침을 먹지 않고 저녁에 과식하게 되면 인체에서는 지방을 만드는데 필요한 호르몬이 다량 분비되기 때문에 모든 에너지가 지방으로 변하여 살이 찌게 되며 비만이 오게 되어 있다. 이렇게 되면 간에 지방이 끼게 되어 제일 먼저 지방간이 오게 되고 심해지면 간경변으로 가게 되는데, 간암환자에서 발견되는 것은 필히 간에 지방이 축적되어 있다는 사실이다. 그렇기 때문에 간 기능을 제대로 유지하려면 비만이 예방되어야 하며, 비만을 예방하기 위해서는 아래에 기술하는 것과 같은 문제점을 주의해야 한다.

비만자는 1일 섭취량의 대부분을 야간에 집중하여 먹기 때문에 잠을 깊게 자지 못하며, 다음날에는 아침 식사를 하지 못하게 된다. 그런데 문제는 같은 식사량이라면 한 번에 많이 먹거나 또는 급하게 먹을 때 살이 찌는 것은 물론 비만과 관련된 각종 합병증에 걸리기 쉽다.

이유는 우리가 식사를 불규칙하게 하거나 폭식을 자주 하게 되면 우리의 몸은 주인을 아주 불성실한 사람으로 간주하여 굶주림으로부터 자신을 지키기 위해 스스로 대응책을 마련하게 된다. 다시 말해 언제 음식이 들어올지 모르므로 우리의 몸은 에너지 소비를 최소한으로 줄이고 또한 섭취한 음식물을 바로 지방으로 만들어 기아상태가 될 경우를 미리 막아 보려 한다. 따라서 남보다 적게 먹어도 바로 살로 가기 때문에 비만은 더욱 가속화된다.

비만예방을 위해서는 식사를 소량만 하는 것도 중요하지만 올바른 식사습관을 길러두어야 한다. 1일 3회 정해진 규칙적인 식사습관이 지켜져야 하는 이유가 바로 이러한 데에 있는 것이다. 식사 중에 신문이나 잡지 혹은 TV를 보게 되면 식사량을 절제할 수 없게 되는 것은 물론이고, 무의식중에 과식을 하게 되므로 이러한 좋지 못한 습관은 버려야 한다.

비만을 예방하기 위한 좋은 습관을 들면 다음과 같다.

⇒ 천천히 꼭꼭 씹어서 음식 맛을 느끼며 먹는다.

⇒ 주변에 먹을거리를 두지 말아야 한다.

⇒ 자신의 비만사진을 자주 보며 비만사실을 잊지 말아야 한다.

⇒ 정신적인 스트레스, 초조감 및 열등감 등을 해소하기 위해 과식은 절대 삼가고, 정신적인 안정을 취하도록 한다.

⇒ 인스턴트식품은 먹지 않는다.

3. 변비는 신속히 치료할 것

인간은 누구나 어느 정도의 배변을 억제할 수 있는 능력을 지니고 있다. 배변을 억제할 수 있는 능력은 동물 중에서 인간만이 가진 것으로 이는 사회생활을 영위하기 위하여 배변의 자유를 일시유보하는 데서 생긴 습관의 결과이다. 문명이 발달할수록, 자가운전이 늘어날수록, 문화예술행사가 많아질수록 변비는 자주 발생하고 항문은 그만큼 악화되어 간다.

사람과 달리 동물은 주위 환경에 개의하지 않고 언제 어디서나 배변의 자유를 누리므로 변비나 항문질환이 없다. 또한 동물에게는 항문이 심장보다 오히려 높은 위치에 있어 항문에서 심장으로의 혈액 순환이 원활하게 이루어지고 있다. 반면에 사람에게는 항문이 심장보다 아래에 있기 때문에 혈액이 항문에서 심장으로 들어가기 어려워 피가 항문의 모세혈관에 고이게 된다. 이것이 변비및 항문질환을 일으키는 중요한 원인이 된다.

변비가 있으면 유독물질이 대장에서 대량생산되어 결국 간장에 많은 부담을 주게 된다. 그뿐만 아니라 이러한 유독물질을 간장에서 원활하게 처리하지 못할 때 간 질환을 유발하게 되는 것이다. 장에서 소화·흡수된 영양소에 부패 발효된 유독물질이 섞여 문맥을 통하여 간장으로 섞여 들어가게 되므로 간은 그만큼 해독 작용을 하여야 하고, 이것이 원활하지 못할 때 간성혼수 같은 증상이 나타나게 된다.

변비를 방지하기 위해서는 섬유질 음식을 많이 흡수하여야 한다. 섬유질은 식물성 음식에 많은데, 이러한 섬유질음식은 장내에서 소화되지 않고 그대로 대변으로 나오게 되는 것이다. 야채나 과일 속에는 펙틴이라는 물질이 들어 있어 변비를 예방시켜 주지만, 육식에는 이러한 물질이 전혀 들어 있지 않다. 유럽인은 육식을 많이 먹으며, 야채는 상대적으로 적게 먹기 때문에 변비가 많고, 우리나라 사람들은 섬유질음식을 일반적으로 많이 먹으므로 변비가 적은 것으로 되어 있다.

변비에는 매일 배변을 하는 습관을 기르는 것이 무엇보다 중요하다. 근본적으로는 식생활을 개선하여야 하겠으며, 섬유질 반찬이나 야채를 많이 섭취하여 수분을 충분히 보충하여야 한다. 섬유질은 장내에서 영양분으로 흡수되지는 않으나 장관을 윤장시키는 데 자극제가 될 수 있으므로 이 작용에 의하여 변비를 해결할 수 있게 된다.

4. 단백질을 많이 섭취하자

간장은 우리 몸에 필요한 여러 가지 단백질을 합성하는 작용을 한다. 그러기 위해서는 여러 종류의 필수아미노산이 필요하게 된다. 편식을 하는 사람이면 특정한 아미노산 공급이 중단되므로 결국에는 단백질이 부족하게 된다. 그러므로 필요로 하는 아미노산을 다시 간장에서 합성하여 만든 다음에 단백질을 합성해야 하다 보니 간장이 해야할 일은 더욱 많아지게 된다. 따라서 다양한 종류의 음식을 골고루 먹는다는 것 자체가 간장의 부담을 덜어주는 일이 되는 것이다.

그러면 다양한 종류의 음식이란 어떠한 것인가. 하루는 쌀밥, 그 다음날은 보리 및 잡곡, 또 다음날은 밀가루로 된 빵 또는 국수, 그 다음날은 감자, 또 다음날은 메밀로 된 냉면 등을 교대로 먹는다는 것이 간 질환 및 건강에 아주 좋다는 것이다. 그러나 매일 탄수화물을 쌀밥에서만 섭취한다면 제아무리 건강식을 한다고 하더라도 그것은 일방적인 편식이라고 할 수 있다.

단백질은 사람의 몸을 유지하는 데 필요한 3대 영양소 중의 하나로 동물성 단백질과 식물성 단백질 등을 균형식으로 섭취하여 간장의 기능을 유지하고 강화하여야 할 것이다.

5. 1일(日) 3식(食)의 식사 요망

지금과 같이 복잡한 세상에 아침, 점심, 저녁 식사를 일정하게 찾아 먹는 사람은 참으로 자신의 건강에 많은 신경을 쓰는 사람으로 인정해야 할 것이다.

현대인의 거의가 아침을 거르거나 빵과 커피로 드는 둥 마는 둥 하며, 점심은 시간에 쫓기어 간단하게 들게 되고 저녁은 교통지옥에 시달리다 보면 저녁 식사를 놓치기 십상일 것이다. 아침과 점심이 충분하지 못하였기 때문에 저녁 식사만은 한껏 벌려 영양이 충분한 고칼로리 식사를 함으로써 영양의 불균형을 맞추어 보려는 생각도 하게 된다. 이러한 모든 것은 건강을 해치며 특히 간장과 위장의 질환을 유발시키는 원초적인 원인이 된다.

사실 인체는 아침 식사를 제대로 해줄 것을 요구하고 있으며, 점심과 저녁도 시간과 분량을 맞추어 먹는 것을 원하고 있다. 사람 몸에는 아침에는 지방을 분해하는데 필요한 호르몬이 다량 분비될 뿐만 아니라 활동에 따른 에너지의 소비가 많으므로 식사를 해도 크게 문제가 되지 않는다. 그러나 저녁에는 지방을 만드는데 필요한 호르몬이 다량 분비되기 때문에 식사를 많이 하게 되면 여분의 에너지가 모두 지방질로 변하여 살이 찌면서 지방간의 원인이 되기 쉽다.

인체에는 1일 3식을 제대로 하지 않고 불규칙하게 식사를 하게 되면 음식을 소화시켜 주는 여러 가지 소화액의 분비에 이상이 생

겨 전혀 분비물이 나오지 않게 되거나 일시에 대량 분비되는 비정
상적인 체내 대사의 변화를 가져오게 된다.

또 꼬박꼬박 챙겨 먹어야 간장에 영양분이 축적되어 그 영양분
이 정상적인 작용을 하게 된다. 특히 대사작용이나 해독작용은 간
장에 충분한 영양분이 저장되어 있을 때만 가능하며, 공복 시에는
간장에 저장된 영양분 부족으로 마치 기름이 떨어진 보일러와 같
아서 그 활동이 원활하지 못하게 된다. 그러므로 1일 3식의 세 끼
모두를 한 가지 식단으로 하지 말고 다양한 식단으로 골고루 먹는
습관 역시 중요시된다.

6. 불필요한 약은 함부로 복용하지 말자

우리가 어려서부터 보아온 약 광고가 장년이 된 지금에 와서도
아무렇지도 않고 그저 평범하게만 여겨지는 것은 어떤 이유에선
가 하고 반문할 때가 있다. 나는 20년 전에 파견 교수로 유럽에서
몇 년간 생활한 적이 있다. 그 나라에서 느낀 것은 그곳 사람들은
약에 대한 부작용 때문인지 아니면 우리나라보다 약에 대한 인식
이 잘 되어 있기 때문인지 몰라도 약에 대한 기피증을 사람마다
갖고 있다는 사실이었다.

비근한 예로 어린아이가 머리가 뜨겁고 고열이 나더라도, 손쉬
운 아스피린이나 해열제는 하나도 먹이지 않았다. 다만 욕조에 따

뜻한 물을 받고 타올에 어린아이를 싸서 얼굴과 머리만 내놓고 전신을 그 욕조물에다 한참 동안 둘 뿐이었다. 그러면 한참 후에 열이 떨어지면서 어린 아이의 표정이 편안해지는 것을 보았다. 잘사는 나라 사람들이 약이 없어서 그렇게 하는 것도 아닌데 하면서… 나중에 안 사실이었지만 나를 초청해 간 이유의 해답을 거기에서 찾을 수 있었다.

이와 같이 약에 대한 부작용을 무서워하고 싫어하여 자연 치료법을 찾다보니 침구치료에 대한 관심이 높아졌으며, 생약에 대한 치료에 비중을 많이 두는 것을 볼 수 있었다. 우리도 국민의 건강 의식 수준이 높아져서 약물에 대한 남용이 없어야 하지 않겠느냐는 생각을 갖게 된다.

그렇다면 양약이 우리 몸에 들어가면 어떻게 흡수되어 퍼져 나가는지를 알아보아야 한다. 약을 먹으면 대부분 소장벽에서 흡수되어 혈류 속으로 들어간다. 소장에 분포된 혈관은 흡수된 약물을 간장으로 운반하고 여기서 효과가 나타나게 하든지 아니면 약효 작용이 나타나게 할 수 있는 형태로 바꾸어주는 작용을 하는데, 이것을 '약물대사'라 한다. 따라서 대사된 약물은 비로소 전신을 순환하는 혈류를 타고 봄의 구석구석으로 그 효과를 퍼져 나가게 한다.

모든 약물이 약효를 충분히 발휘하려면 간 기능이 원활해야 한다. 또 일부 약들은 신장을 통해서 재빨리 배설되거나 체내의 지방조직에 쌓이기도 한다. 따라서 복용한 모든 양약은 간장에 부담을 주게 되는 것이다. 비단 입으로 먹는 약뿐만 아니라 주사로 투입되는 주사제 약품도 간장에서 처리되기 때문에 약을 복용할 때마다 우리는 자신의 간장을 생각해야 한다.

제8장
간 치료 시 주의할 점

1. 절대안정이 필요하다

사람이 그 성취도가 이루어진 후 중병을 얻게 되는 경우를 우리는 가끔 볼 수 있다. 다시 말하여 살 만하니까 죽었다는 소리로 이것은 무엇을 뜻하는가? 인간의 마음에는 끊임없는 욕심이 사그러질 줄 모르고 고개를 들고 도사리고 있다. 특히 간장병을 앓고 있는 사람이 마음을 다스릴 줄 모른다면 그것은 곧 죽음을 앞당기는 지름길로 매진하는 결과가 된다는 사실이다.

급성간염에서는 안정이 중요한 치료가 될 수 있다. 다만 만성간염일 경우에는 직장에 나가면서 건강한 동료들과 함께 생활하게 되는데, 이때 피곤하면 잠시 누워 있는다든가 휴식을 취하면서 피로가 가실 때까지 안정을 취하여야 할 것이다. 식사 후 30분 정도는 누워 있는 것이 좋으며, 특히 스트레스가 쌓일 정도로 신경을 쓰는 직업인이라면 더욱 식사 후 반드시 30분 정도의 낮잠은 필요하다.

간장병은 어느 한 가지 특정 방법의 치료에 의해 좋아질 수 없기 때문에 누가 무어라고 하더라도 어느 한쪽으로만 귀를 기울이지 말고 마음을 편안하게 가져야 한다. 아울러 적당량의 식이요법에 의하여 식사를 조절하고 힘에 부치지 않는 알맞은 운동으로 질병을 이겨내려는 노력을 계속적으로 지속하는 것이 중요하다.

2. 스트레스와 담배, 술과 과로는 죽음을 부른다

담배의 유해성에 대해서는 새삼스럽게 말할 필요가 없을 정도로 널리 알려져 있다. 폐, 기관지, 심장, 위 및 식도에 관해서는 담배의 악영향이 명백하게 나와 있지만 간장에 관해서는 현재까지 그 유해성이 많이 알려지지 않고 있는 실정이다.

그러나 담배에 함유되어 있는 니코틴은 간장에서 해독되는 것이므로 담배를 지나치게 많이 피우게 되면 간장에 부담이 될 수밖에 없다. 그뿐만 아니라 담배를 피우는 순간, 담배의 자극 자체가 부교감신경을 흥분하게 하여 전신의 모세혈관을 수축시켜 엄청난 혈액 순환장애를 유발하게 되며, 간세포는 모세혈관의 집합체이기 때문에 직접적인 영향을 받을 수밖에 없다. 그러므로 알코올과 마찬가지로 담배도 많이 피워서는 안 된다. 일과 스트레스는 일상생활에서 피할 수 없는 부분이지만, 세상에서 아무리 귀중한 일이라도 자신의 목숨과 맞바꿀 수는 없다는 생각을 해야 한다.

간은 우리 몸에서 다른 장기의 활동에 필요한 물질을 분해·합성하여 혈액 속으로 보내주고 남는 것은 저장하고 불필요한 것은 배설하여 유해물질을 해독하는 등의 기능을 한다는 것은 앞에서도 언급한 바 있다. 따라서 몸을 움직인다는 것은 간의 기능이 더 왕성해져야 한다는 것을 뜻하므로, 위와 같이 간장은 그 수요에 맞추어 활동도 많아져야 하는 것이다.

3. 검사상 호전된다고 방심하지 말자

만성간염은 완치하기 어려운 병이므로 환자 스스로 검사수치에 대한 관찰이 필요하며, 모든 생활에서도 절제와 조절이 필요하다.

간 기능 검사수치 중 GOT, GPT를 주로 보면서 환자의 그 수치가 상승할 때는 간세포의 파괴가 증가하는 것이므로 안정적으로 조절해야 한다. 검사수치가 일정한 선에서 머물러 변동이 없을 때는 병의 진행 상태가 별 변동이 없음을 의미한다.

그러나 SGOT, SGPT 등이 정상치로 떨어지고도 2~3개월간 그 상태가 안정되었을 때는 일상생활 또는 직장 생활을 안정을 취하면서 수행해야 하며, 절대 무리하지 않도록 조심하는 것이 중요하다.

GOT, GPT 수치가 200 단위 이상으로 증가한다면 만성간염 환자임을 알아야 하며, 이때는 절대적인 안정이 필요하다. 또 100 단위와 200 단위 사이의 환자라면 무리하지 않는 범위 내에서 직장생활을 조심해서 해야 할 것이다. 100 단위 이하는 직장생활을 자유로이 하면서 한달에 1회씩 검사하여야 한다.

자신도 모르는 사이에 간염이 악화되는 경우가 있는 것은 환자가 방심하고 지나친 과로를 하기 때문이다. 그 수치가 약간 내려갔다고 해서 만성간염이 다 나은 것으로 생각하여 들뜨지 말고, 차분하게 관찰하며 장기간 수치 변화의 전체적인 경향을 보아야 할 것이다. 사실 기복이 있더라도 그 수치가 전체적으로 내려가는 추세라면 병세가 호전되어 치료되어 가는 것으로 보면 된다.

4. 잘못된 식생활이 병을 악화시킨다

예부터 전해 오는 이야기로 어떠한 환자는 무엇을 먹어서는 안된다는 금기 음식이 머릿속 깊이 뿌리 내려 있다. 그 이유는 체질상 어떤 음식을 먹으면 설사를 한다든지, 소화 장애가 온다든지 등의 이상 증상을 느끼므로 그런 사람은 스스로 먹어서 해로운 음식은 먹지 않으려는 기피 현상을 갖게 되어 있다.

하물며 간 질환 환자에게는 단백질 공급이 최고라 하여 닭고기, 소고기, 돼지고기 등 고기류로 식단을 짜다 보면 이 환자는 담낭이 염증을 유발시키면서 갈수록 소화액이 떨어져 전보다 식사량이 적어지는 것을 흔히 보게 된다. 이러한 결과는 윤활유가 부족한 기계에 기름도 쳐주지 않고 계속 작동시켜 기계 자체에 무리가 오는 경우와 매한가지일 것이다.

그러므로 육식을 소화시킬 수 있는 간 질환 환자라도 자신에게 알맞은 닭고기, 생선, 우유 및 두부 등의 식단이 필요하다고 보겠다. 이는 필히 고단백을 권할 필요가 있다고 보기보다는 다만 음식을 적당히 고르게 먹어 보려고 하는 자세가 더욱 중요하다고 하겠다.

특히 간 질환을 갖고 있는 환자들은 생선을 익혀서 먹는 조리방법이면 무엇이든 주저할 필요가 없다. 다만 생선회나 날것을 먹어 버리면 패혈증 같은 질병이 올 수 있기 때문에 주의를 요하게 된다. 음식을 먹을 때 맛있게 그리고 즐겁게 먹을 수 있는 마음의 자세가 요구된다.

건강식이란 개개인의 건강상태에 따라 다르게 해야 한다. 특별히 질병이 없는 건강한 사람, 병이 있는 사람, 고혈압이나 저혈압의 심장병 환자, 당뇨병 등의 질병이 있고 없고를 떠나서 어떤 특정 음식을 편식하지 말고 골고루 먹어야 하며 만약 야채만 먹는다고 하면 오히려 병을 악화시키는 결과를 가져올 수 있다. 특히 산패된 기름이나 튀김음식, 인스턴트음식, 가공식품, 청량음료류, 화학조미료, 훈제품, 굽거나 말린 고기 및 가공된 생선류 등은 모두 심한 방부제에 의한 가공식품이기 때문에 간장질환이 있는 사람은 피하는 것이 좋다.

5. 신념을 갖자

간에 대한 진단을 받고 병명이 내려지면 실망하거나 자포자기하지 말고 병을 치료하기로 마음을 먹었다면, 이 자체가 병을 이길 수 있는 힘의 근원으로 볼 수 있다. 간은 병이 들어도 대부분 통증이 없어 대수롭지 않은 질병이라고 생각하고 치료를 등한히 하는데, 간염 치료의 큰 문제점이 여기에 있는 것이다.

만약에 만성간염이 활동성이라면 비활동성으로 간염의 진행 속도를 늦추도록 해야겠다고 마음을 먹고 노력하여야 할 것이다. 이러한 마음을 갖게 하는 데는 신념이 있어야 한다. 간염은 하루아침에 치료가 되는 것이 아니고 꾸준한 노력의 결과에 기준을 두어야 한다. 간염이 오랜 기간 진행되다 보면 인내심이 부족해지기 쉽고 수개월 내지 수년 이상 치료하여도 왜 완치가 되지 않느냐고 묻게 되며 불평을 하게 되는데, 성급한 완치를 요구하지 말고 더 이상 간염이 진행되지 않는다면 그 자체가 치료라고 생각하는 마음가짐을 가져야 한다.

6. 적당한 운동과 성생활

만성간염의 진행 속도가 안정된 상태로 들어가면 어떠한 운동이든지 해야 한다. 그러나 피곤 정도가 너무 심하여 몸을 가누지 못할 때는 제외하고 말이다. 운동을 전혀 하지 않다가 갑자기 운동을 하게 되면 건강한 사람도 피곤을 느끼게 마련이다. 이러한 피곤감이 간염 때문이라고 걱정하지 말고 적당한 운동은 오히려 간염 치료에 좋을 수 있다는 신념을 갖는 것이 중요하다.

옛말에 '지나침은 못함만 못하다'는 말이 있듯이, 운동도 무턱대고 많이 하기보다는 자신의 능력에 맞게 적당히 해야 한다. "그러면 건강인의 적당한 운동이란 어떠한 것인가?" 하고 반문할 수 있다.

운동의 한계는 여러 가지 요인에 의해 결정되지만 가장 중요한 것은 심장의 능력이다. 운동에 필요한 산소와 영양분을 인체의 각 조직에 보내 주는 것이 바로 심장이기 때문이다. 따라서 자기의 능력에 맞는 적당한 운동을 하기 위해서는 심장의 능력을 고려해야 한다. 일반적으로 최대심박수가 $(220-$나이$) \times (0.7 \sim 0.85)$가 되도록 하는 운동을 20~30분간 1주일에 세 번 정도 한다면 적당한 운동이라 할 수 있다. 성생활에 대해서는 간염이 악화되면 건강상태가 좋지 않게 되므로 그 욕망이 줄어들게 된다. 그런데 성에 대한 충동이 있게 된다면 건강상태가 양호한 것으로 볼 수 있다. 억지로 성생활을 억제하려고 하지 말고 성생활을 하고 나서 다음날 피곤을 느끼지 않을 정도면 된다. 건강이 나빠지면 피곤을 느끼게 되어 있으므로 무리하지 말고 적당히 영위하여야 한 다는 것을 명심하여야 한다.

7. 이런 약을 복용할 때 금주(禁酒)하라

약물사고라고 하면 으레 정량 이상의 약물과용으로 인하여 일어나는 것도 있지만, 그 외에도 아래와 같은 다른 약물사고에 의할 수도 있다는 사실을 주지하여야 한다. 치사량 이하의 약을 복용한 후 죽음에 이르는 경우를 가끔 볼 수 있는데, 이는 대개 음식물이나 기호품이 체내에서 약과 상호작용을 일으키기 때문에 발생하게 되는 것이다. 그 중에서도 특히 술을 먹었을 때는 세심한 주의를 필요로 한다.

약을 복용하고 있을 때 금주가 가장 바람직하다는 사실은 누구나 다 아는 상식이지만, 꼭 그렇게 할 수만은 없는 것이 현대인의 생활이다. 그러한 이유에서 약물과 술과의 관계가 어떠한지를 알아보면 다음과 같다.

항우울제를 술과 함께 복용하면 과도한 진정효과로 생명에 위험을 줄 수 있다. 당뇨병 치료제인 인슐린이나 경구용 혈당강하제는 술과 함께 복용하면 과도한 혈당 저하로 심한오심과 구토를 유발시킨다. 항히스민제를 술과 함께 복용하면 졸음이 심해지면서 호흡 곤란이 오게 된다. 또한 혈압강하제와 술은 과도한 혈압저하로 생명에 위험을 줄 수도 있다. 아스피린과 술은 위출혈이나 장출혈을 유발시킬 수 있으며, 코데인과 헤로인과 술과의 관계에서는 호흡 곤란과 현기증과 졸음이 오게 되어 있다.

비마약성 진통제와 술과의 관계는 위와 장에 자극을 주고 출혈을 일으킬 수 있다. 항응고제와 술의 복용으로 항응고 작용이 너무 증가하거나 감소할 수도 있다. 진정제와 술의 복용으로 진정 효과가 너무 증가하거나 감소할 수 있다.

술 끊는 약(disulfiram)과 술을 먹음으로 인하여 구토, 발작, 졸음이 나타날 수 있다. 신경안정제와 수면제를 술과 함께 복용하면 중추신경계에 심한 영향을 주어 생명에 위험이 올 수도 있다. 협심증 치료제, 근육이완제, 대하증 치료제, 설파제, 말초 혈관확장제 및 마리화나 등도 술과 함께 복용하는 것은 피해야 한다.

이렇게 많은 약물들을 술과 함께 복용하면 많은 부작용이 도사리고 있다는 사실을 주지해야 할 것이다.

제9장
간과 관련된 질병

1. 간과 위장병

간 기능이 저하되면 가장 먼저 환자가 느낄 수 있는 증상으로는 소화불량증, 포만감 및 구토 등이다. 이것은 간에서 담즙이 나와 주지 못하여 소장에서의 음식 분해에 장애를 주기 때문이다. 간경화환자의 경우에는 위궤양이나 십이지장궤양의 발병률이 일반인보다 5~10배 더 많다. 이것은 내시경 진단에 의해서 밝혀졌다. 이유는 간경화 환자의 문맥 압력이 상승하여 위의 점막에서 피가 지체하게 되고, 위점막의 정맥이 순조롭지 못할 때 위벽에 산소 및 영양공급이 좋지 않아서 위나 십이지장 점막에 저항력과 방어 능력이 약화되어 발병하기 때문이다.

그러다 보면 가스 자극에 의하여 위산이 과다하게 분비되어 위염이나 위산 과다 등의 증상을 함께 수반하는 경우가 많다. 근본적으로 간 기능이 떨어져 소화불량 등의 증상이 나타날 때 병의원에서 오진하여 위장병으로 진단하고 위장약만 투여하는 경우가 흔하다고 본다. 그러므로 간 기능과 위장 및 소장기능은 떼려야 뗄 수 없는 불가분의 관계임을 알 수있다.

2. 간과 당뇨병

간경변이 있기 때문에 당뇨병이 생긴다고 생각하는 사람이 많으나, 이것은 간장이 당분의 대사에 아무런 영향을 미치지 않고 있기 때문에 그 생각 자체는 잘못된 것이다. 다만 당뇨병을 앓고 있는 환자는 탄수화물과 지방의 신진대사에 이상이 생기며, 그로 인하여 간장에 지방이 차게 되어 지방간이 되고, 이것이 지나쳐 간경화가 될 우려가 있는 것이다.

간경화증의 말기에 간장의 기능이 저하되어 당분의 대사를 충분히 감당할 수 없을 때, 또는 심한 간경변증으로 인슐린의 작용이 저하된다던지 하여 당뇨병과 같은 현상이 일어나기도 한다. 또한 당뇨병 환자의 경우 간경화증에 의해서 악화되는 경우를 볼 수 있다. 다시 말하면 당뇨병은 간장의 장애를 일으킬 수 있어도 간염이 있기 때문에 당뇨병이 발생되었다고 보는 것은 잘못된 것이다.

임상을 하면서 자주 보아오는 것은 간경화 환자에게 인터페론의 치료를 무분별하게 하여 당뇨라는 합병증을 유발시키는 경우이다. 인터페론이란 면역세포에서 만들어지는 자연 단백질로 세포가 바이러스에 의해 파괴되는 것을 막는 한편 감염되지 않은 세포에 바이러스가 침투하는 것을 방지하며, 세포의 바이러스에 대한 면역 능력을 높여준다.

이와 같이 간경화 환자에게 의사의 적당치 못한 처방으로 인한 인터페론 투약이 원인이 될 때 간경변 증상도 악화되고, 없던 당뇨증상도 함께 나타나는 경우를 많이 보게 된다. 이것은 간경변 자체가 당뇨라는 합병증을 유발시키는 것이 아니고, 간경변 증상을 치료하기 위한 수단으로 인터페론 투약에 의한 약성분이 당뇨를 일으키는 것으로 되어 있다.

3. 간과 심장

간경화증이 장기간 오래 계속되면 심장근육에 손상을 초래하여 심전도검사 시에 비정상으로 나타난다. 특히 간장의 해독기능이 저하되어 있을 때 신진대사의 유독물질이 환자의 체내에 축적될 때 더욱 심장근육의 손상을 가져올 수 있다. 따라서 간경화증 말기에는 가끔 심장 검사를 해보아야 할 것이다. 간장 속에 있는 정맥혈관 내의 혈액은 하대정맥으로 흘러 들어가서 바로 심장의 우심방에 들어가게 된다. 만약 심장병 환자라면 우심방에 혈액이 정체되고 다시 하대정맥에도 혈액이 울혈되어 간장의 정맥혈액이 흘러 들어가지 못하게 되면 간정맥의 압력이 높아서 간세포가 파괴된다. 이러한 증상이 나타날 때를 심장성 간경화증이라 한다. 이때의 증상은 얼굴이나 손등이 붓고 숨이 가빠지며 가스가 차고 포만감이 온다. 또 복수가 차고 황달이 나타나면 간장치료부터 하는 것보다 우선 심장을 치료하여 심장이 좋아지면 간장은 자연히 회복되게 된다.

4. 간과 신장병

일반적으로 많은 임상실험에서 간장기능이 악화되면 신장기능도 악화되어 머지않아 사망에 이르게 되는 것을 보아왔다.

간 기능 악화 시 신장기능에까지 무리를 주게 되며 치료하여 간기능이 회복되면 신장기능도 회복되어 가는 것이다. 그러나 신장기능이 상당히 악화되면 소변의 생산량이 적어지면서 다시 그 기능을 정상보다도 양호하게 하기는 어렵다.

그러나 신장기능이 악화되어 간장병을 유발시키는 경우는 없다. 이것은 신장병이 발병되어 간장질환을 유발시키기보다는 간경변증 등의 간장질환으로 인한 노폐물을 제대로 해독시키지 못할 때 해독이 제대로 되어지지 않은 불순물들이 신장에 부담을 주게 되는 이치인 것이다.

5. 간과 빈혈

간장 기능이 악화되는 초기 증상으로 정충(가슴이 두근거림), 눈의 피로, 거친 피부, 근육경련 현기증, 불면증 두통, 빈혈이 나타나면 이것은 간 기능 저하로 신선한 혈액이 공급되지 않고 있기 때문이다. 그러나 증상이 악화되어 극증성 간염이 악화되면 반응이 늦어지고 대답도 늦어지며 잠을 자려고 하고 의식이 흐려진다.

간경화가 악화되어 흥분이 되면 팔다리가 불규칙하게 움직이고 소리도 내며 신음하다가 나중에 아무런 반응을 보이지 않게 된다. 이것을 간성혼수라 하는데, 이것이 일어나는 원인은 급속하게 파괴되는 간장의 체내 신진대사를 통해 생성되는 유독물질이 해독되지 못함으로 인하여 뇌세포가 손상되어 의식이 흐려지며 혼수상태에 빠지게 되기 때문이다.

제10장
사상체질 감별법

1. 간 큰 사람과 간 작은 사람

간이란 합당한 생각을 모아서 담(膽)이 용기 있는 결단을 집행할 수 있게끔 서로 도와주는 장기이다. 그러므로 담의 기가 부족하게 되면 이런 사람은 간의 기(氣) 또한 부족하게 되어 그 표정이 질려 있으며, 떨고 말이 없어진다.

이와 같이 간의 기(氣)가 강하다 하더라도 담(膽)이라고 하는 기관이 없다면 대단한 결단을 내릴 수 없기 때문에 간과 담이 서로 돕는다면 더욱 용기 있는 행동으로 옮겨질 것이다. 담은 근본이 용감한 결단을 내리는 것이니 놀란다던가 두려움이 있게 되면 담 자체가 손상을 받게 되어 얼굴이 푸르며, 탈색된 증상을 보이고 공포와 질려 있는 상태를 보인다.

이와 같이 간과 담은 업무에 분명한 차이가 있으면서 또 형제와 같이 서로 돕는다. 우리는 주위에서 큰일을 황당하게 벌려놓는 사람을 빗대어 '간 큰 사람'이라고 말한다. 그렇다면 한의학적으로 간이 큰 사람이란 외형상으로 어떠한가 살펴보자. 얼굴에 주름살이 있던지 색깔이나 주름살의 굵기 등에 따라서 간장의 대(大), 소(小)를 구분할 수가 있다.

간이 작은 사람은 얼굴빛이 푸르고 주름살 선 모양이 가늘게 나타난다. 그러나 주름살 모양이 굵게 나타난다면 분명 간이 큰 사람임에 틀림이 없다. 만약 간이 작다고 한다면 옆구리에 압박을 줄 이유가 없으므로 협통이 생길 수 없으며, 간이 크다고 한다면 위(胃)를 압박하게 되고 인후(咽喉)를 괴롭히며 횡경막이 불안하여 옆구리에 통증을 일으키게 된다.

가슴이 넓고 발목이 밖으로 튕긴 모양이면 간이 높이 달려 있고 갈빗대가 오므라지고 발목이 반대로 토끼 모양으로 생겼다면 간이 아래로 처져 있다고 보면 된다. 간이 높게 달려 있으면 신체가 거북스럽고 갈빗대가 결리며 아래로 처져 내려 붙어 있다면 위(胃)를 압박하게 되고 옆구리가 빈 것 같아서 병소의 침범을 받기 쉽다. 흉협 부위가 좋으면 간이 견고하고 협골(脇骨)이 약하면 간이 약하고 가슴과 등이 알맞게 어울리면 간이 단정하고 협골이 뒤틀려 있으면 간이 기울어진 것으로 본다. 간이 굳세어 건강하다고 보면 오장의 장(臟)들이 편안하여 좀처럼 손상을 받지 않게 되어 있다. 그러나 간이 약하다고 한다면 당뇨병과 같은 소갈증(消渴症)에 걸릴 위험성이 있고 상하기 쉽다.

간이 단정할 때는 간 기능이 조화롭고 작용이 원만하여 손상을 받을 위험성이 없지만 한쪽으로 치우쳐 있다고 할 때는 옆구리에 동통을 호소하게 되어 있다. 이와 같이 한의학에서 말하는 간이 큰 사람은 다른 장기를 압박할 수 있기 때문에 오히려 질병을 유발시킬 수 있는 단점도 있다고 본다. 또 우리 주위에서 큰일을 저질러 놓는 사람은 간 혼자서 하는 것이 아니라 간과 담이 함께 어울려져야만 용기 있는 행동으로 결행할 수 있다는 사실이다.

사람마다 각자의 체질이 달라, 그 체질에 맞는 음식물이나 약물을 먹고 마신다면 질병을 더욱 효과적으로 예방할 수 있을 뿐만 아니라 나아가 치료와 회복에도 도움을 주며 장수의 비법이 된다는 이상적인 처방을 일찍이 이제마 선생이 창안해 내었다. 예를 들어 소양인은 인삼, 부자, 노루간 등 더운 약제나 식품을 먹으면 체질에 맞지 않아 시력을 상실할 뿐만 아니라 생명을 단축시키게 되는 일도 있는 것이다.

사상체질은 태양인, 태음인, 소양인, 소음인의 네 가지 형으로 나누고 태양인은 폐기능이 실하고 간 기능이 허약한 상태를 말한다. 태음인은 태양인과는 반대로 폐기능이 허하고 간 기능이 실한 상태이며, 소양인은 비장기능이 실하고 신장기능이 허약한 상태의 체질이다. 소음인은 소양인의 반대로 비장기능은 허약하고 신장기능은 실한 상태의 체질로 위의 네 가지 체질을 가리켜 사상체질이라고 하며, 감별법은 다음과 같다.

2. 체형으로 본 사상감별법

❶ 태양인

태양인은 머리가 크고 특히 목덜미와 뒷머리가 발달된 편이며, 상부 목덜미가 실하고 얼굴은 둥근 편이며 대체적으로 이마가 넓고 관골이 나왔다. 하체가 약하기 때문에 척추와 허리가 약하고 다리에 힘이 약해 오래 걷기를 싫어한다. 몸은 마른 편이 많고, 여자는 자궁 발육이 잘 안 되어 임신에 어려움이 있다. 대체로 용모는 깔끔하고 단아하다. 날카롭게 생기고 말이 빠르며 더듬기도 한다. 하관이 빠르고 눈은 작고, 광채가 나며 예리한 면을 보인다.

❷ 태음인

태음인은 대체로 얼굴형이 원형 또는 타원형이며 눈, 코, 입, 귀가 크고 입술은 두툼하다. 목덜미 상부가 약해 보이며 골격이 굵고 키가 크며, 살이 비대한 사람이 많고 손발이 큰 편이다. 근육과 피부가 단단하며 견고하고 대체적으로 턱이 길고 교만하게 보인다. 상체가 약해 보이며 하체는 상체보다 충실하고 양반걸음이나 오리걸음과 같은 모양으로 걷는다. 몸에는 늘 땀기가 있으며, 신진대사가 잘 되어 건강한 편이나 여자는 겨울에 손이 잘 트며 미인들이 적다.

❸ 소양인

소양인은 흉곽이 발달되고 허리 아래는 약하다. 상체가 실하고 하체는 약해 보이며 걸음걸이가 빠르다. 머리는 앞뒤가 나오거나 둥근 편이며 특히 눈매가 날카롭다. 입술은 얇은 편이며 입은 크지 않다. 표정은 평상 시 밝은 편이다. 턱은 뾰족한 편이고 피부는 희지만 윤기가 적고 땀도 별로 없다. 여자는 다산이 어렵고, 남자는 양기가 부족하다. 걸을 때는 항상 먼 곳을 보고 걷는다.

❹ 소음인

소음인은 상체보다 하체가 실하고 대체적으로 상하가 균형이 잘 잡혀 있다. 용모는 오목조목하게 어우러져 있으며, 눈과 코가 큰 편은 아니고 대체적으로 입술은 얇고 눈에 정기가 없어 보인다. 피부가 부드럽게 보이며 땀이 적고 겨울에도 손발이 잘 트지 않는다. 몸에 균형이 잡혀서 걸을 때는 자연스럽고 얌전하며 조용하고 침착하여 조리 정연하다. 지나친 이론이나 천박한 제스처를 쓸 때는 도리어 야비하게 보인다. 가끔 한숨을 쉬는 버릇이 있어 남 보기에 고민하는 사람 같이 보이지만 대체로 얌전하고 온화한 인상이며 미남, 미녀가 많다.

3. 성품으로 본 사상감별법

❶ 태양인

태양인은 사교적이며 과단성, 진취성, 영웅심, 자존심 등이 강한 체질이나 단점이라면 계획성이 적고 대담하지 못하며 남을 공격하기 좋아하며 후회를 모른다. 또한 자존심이 강하며 독선적이다. 머리가 명석하고 뛰어난 창의력과 직관력을 가지며 정력적으로 일을 추진한다. 성질이 급하며, 독창적 의욕과잉으로 주위와 협력이 잘 안 되기도 한다.

❷ 태음인

태음인은 첫인상이 인자하고 마음이 너그럽고 활동적이다. 겉으로는 점잖지만 속은 음흉하여 속마음을 잘 드러내지 않는다. 마음이 넓을 때는 바다와 같고 고집스럽고 편협할 때는 바늘구멍같이 좁다. 잘못된 일인 줄을 뻔히 알면서도 무모하게 밀고 나가려는 우둔함이 있다. 앉은 자리에서 뭉개고 비록 가만히 있어도 속으로는 무궁무진한 설계를 하며, 이를 실천에 옮겨 대성하는 경우도 있다. 대체적으로 욕심과 교만이 있다.

그리고 지구력이 대단하다. 소신을 피력하는 끈질긴 성격으로 비논리적인 것 같으나 자신의 생각에는 반드시 내용이 들어 있다. 명랑하며 남들보다 생각하는 시간이 더디지만 한번 발언을 시작했다 하면 무게가 있고 폭넓은 내용의 웅변이 시작된다. 단점으로는 경망스럽다.

❸ 소양인

소양인은 가정이나 자신의 일에 대하여 경솔히 여길 때가 많다. 그러나 밖의 일은 좋아한다. 사무에 능하고 판단력이 빠르나 계획성이 적고 순발력은 없으며 지구력 또한 없어 일이 잘 안 될 때는 체념을 잘 한다. 의문이 생길 때는 물불을 안 가리고 행동으로 옮긴다. 상대가 잘못을 뉘우칠 때는 즉시 동정으로 변하고 그 일을 잊어버린다. 그러므로 마음이 변치 않는다. 경박하게 보이나 다감하고 봉사정신이 강해 다른 사람에게 호감을 주는 형이며, 특징은 외향적이고 명랑하며 재치가 있다.

얼굴은 명랑하나 보기에 경솔하며, 무슨 일이나 서둘러 시작하고 빨리 끝내기 때문에 실수가 많고 일이 거칠며 싫증을 쉽게 느껴 용두사미 격이 된다. 솔직담백한 성격으로 이해나 타산에 잘 변질되지 않고 너그럽지만, 반면에 바르고 밋밋한 단점이 있다. 그러나 사고력이 깊고 차근차근한 면도 보인다.

❹ 소음인

소음인은 사색적이고 매사에 치밀하며 착실하다. 내성적이고 섬세하며 우유부단하지만 사교적이다. 겉으로는 유연해도 속은 강하다. 작은 일에는 세심하고 과민성이어서 늘 마음이 불안정하다. 아전인수 격으로 자기 본위로만 생각하고 실리를 위해서 수단과 방법을 가리지 않는다. 그리고 질투가 심하고 계산적이다. 소음인은 머리가 총명하여 판단력이 빠르고 매우 조직적이며 사무적이다. 자기가 맡은 일은 빈틈없이 처리하고 윗사람의 비위를 잘 맞춘다.

또한 자기가 한 일에 남이 손대는 것을 가장 싫어하고 남이 잘하는 일에는 질투가 심하다. 남을 오해하기 쉽고 한번 먹은 마음은 좀처럼 풀어지지 않으므로 그 말을 또 한번 되풀이한다. 때로는 묵은 꼬투리를 끄집어내어 현재의 경우와 결부시키며, 매우 타산적으로 손해 보지 않으려 하고 인색하고 불신하는 일이 많다. 자기보다 강한 자 앞에서는 잘 후회하나 다른 기회를 보아 측면으로 보복한다. 인색하다거나 짜다는 소리를 듣는 일도 많다. 여자는 살림살이를 잘 하고 아기도 잘 낳는다. 그러나 식구들과 조화를 잘 못 이루어 작은 일에도 마음을 끓여 신경증 질환이 많다. 또한 섬세한 면이 보이며 우유부단한 기질이 있다.

4. 사상체질에서 올 수 있는 질병

❶ 태양인

태양인은 인체의 균형 중에서 상체가 허한 것이 일반적인 특징이며, 특히 흉부의 발달로 인하여 폐의 기능이 실하면서 청각이 발달되었다. 간의 기능이 약하기 때문에 간장 질환이나 소화불량,

안질 상기, 고혈압 등이 올 수 있고, 또 하체가 허한 체질이므로 요통, 각기병 등으로 오래 앉아있거나 오래 걷지 못한다. 소변은 많은 편이며, 여자의 경우 불임증이 올 수도 있다.

❷ 태음인

태음인은 상체보다 하체가 더 충실하며 체격이 크고 골격이 발달되어 있는 체형이다. 태양인과 정반대 체질인데, 간의 기능이 실하고 폐기능이 약하기 때문에 감기, 기관지염이나 천식 등이 올 수 있으며 특히 땀을 많이 흘린다. 심장이나 대장기능도 허약하여서 심장병, 중풍, 고혈압, 노이로제, 맹장염, 변비, 치질이 올 수도 있다. 피부가 약하기 때문에 겨울에 여자들은 손발이 잘 트고, 두드러기, 습진, 종기에 걸릴 수 있는 반면, 특히 후각이 발달되었다.

❸ 소양인

소양인은 상체에 비해 하체가 약하며 특히 다리가 가늘다. 비위(脾胃)의 기능이 실한 반면, 신장의 기능이 약하기 때문에 정력 부족, 신장염이나 방광염, 요도염, 요통이 올 수 있고, 여자에게는 불임증이 있을 수도 있다. 특히 여자는 다산이 어렵고 몸에 열이 많고 소화력이 왕성하며, 그 외에 요통, 협심증 등이 올 수 있지만 시각은 발달 되었다고 할 수 있다.

❹ 소음인

소음인은 상체에 비하여 하체가 발달되고 살과 근육이 비교적 적은 편이다. 신장기능이 실하고 비위(脾胃)의 기능이 약하기 때문에 급, 만성위장염, 소화불량, 위염, 위산과다 등이 올 수 있다. 그리고 허약체질이기 때문에 신경성 질환이나 수족냉증 등이 올 수 있으며, 무의식중에 한숨이 잘 나온다. 땀을 많이 흘리지 않는 것이 소음인의 특징이며 또한 겨울철에는 손발이 잘 트지 않는다. 질투가 심하고 작은 일에도 마음을 끓이며 늘 불안정한 마음이기 때문에 신경성 질환이 많다. 다른 체질에 비하여 소음인에 신경성 질환이 많지만 특히 미각은 발달되었다.

5. 사상체질로 본 직업관

❶ 태양인

태양인은 진취성이나 영웅심이 있기 때문에 성격상으로 다른 사람들과 잘 어울린다. 계획성이 적고 의욕 과잉으로 남들과 화합이 안 되며 독선적인 때가 많다. 다른 사람을 험담하기 좋아하며 분노를 잘 일으킨다. 머리가 명석하고 창의력이 있기 때문에 남들이 하지 못하는 것을 연구하는 편이다. 천재형이라 할 수 있으며 전략가, 혁명가, 발명가, 종교인, 음악가 등의 직업을 선택하는 편이 많다.

❷ 태음인

성격이 겉으로 보기에는 점잖은데, 속으로는 음흉한 면이 있어서 좀처럼 속마음을 내보이지 않는 것이 특징이며 인자해 보일 때가 많으며 마음이 너그럽고 활동적이다. 집념이 있고 끈기가 있어서 실천하는 체질이다. 특히 욕심이 많은 편이고 호걸형으로 사업가, 정치가의 체형이 여기에 속한다.

❸ 소양인

성격이 외향적이고 재치가 있고 명랑하며 항상 밖의 일을 좋아한다. 가정이나 자신의 일에는 경솔하며 남의 일에는 몸을 아끼지 않아서 봉사와 희생정신이 강하다. 사상인의 체형 중에서 가장 욕심이 작고 성질이 급하며 오락에는 소질이 없으며 상체에 비하여 하체가 약하기 때문에 호색가도 못 된다. 특히, 비판적이며 체념도 빠르다. 봉사자, 법관, 군인 지휘관, 중개인 등에 적합한 직업이다.

❹ 소음인

소음인은 내성적이면서 사고적이고 매사에 치밀하며 착실하다. 겉으로 유연해도 속으로 강하다. 그러므로 자기 본위적이다. 질투가 심하고 계산적이며 화가 나면 쉽게 풀리지 않고 오래 간다. 머리가 총명하며 판단력이 빠르고 매우 조직적이며 사무적이다. 지사형(志士型)이며 꽁생원 타입이다. 교육자, 학자, 종교가, 사무원 등의 직업이 적당하다.

6. 사상체질로 본 이로운 식품

❶ 태양인

쌀, 보리쌀, 검은콩, 메밀, 배추, 상추, 가지, 미역, 다시마, 김, 오징어, 문어, 조개, 굴, 포도, 오렌지, 바나나, 모과, 복숭아, 녹차 등

❷ 태음인

쌀, 현미, 밀가루, 수수, 감자, 고구마, 무, 도라지, 더덕, 연근, 양배추, 시금치, 취나물, 마늘, 양파, 파, 생강, 두부, 닭고기, 개고기, 쇠고기, 밤, 율무, 호두, 인삼, 녹용 등

❸ 소양인

쌀, 보리쌀, 밀가루, 모밀, 상추, 열무, 샐러드, 신선초, 오이, 마늘 무, 호박, 가지, 돼지고기, 계란, 쇠고기, 전복, 복어, 새우, 생굴, 해삼, 포도, 수박, 참외, 파인애플, 멜론, 결명자 등

❹ 소음인

쌀, 찹쌀, 옥수수, 감자, 고구마, 파, 양파, 생강, 마늘, 고추, 부추, 무, 연근, 우엉, 미역, 김, 다시마, 파래, 쇠고기, 개고기, 양고기, 염소 고기, 토끼고기, 장어, 미꾸라지, 인삼, 녹용, 꿀 등

7. 사상체질로 본 해로운 식품

❶ 태양인

밀가루, 수수, 찹쌀, 흰콩, 율무, 땅콩, 개고기, 계란, 우유, 버터, 닭고기, 돼지고기, 대추, 밤, 은행, 호두, 사과, 도라지, 더덕, 인삼, 꿀, 녹용, 커피, 홍차, 술 등

❷ 태음인

보리쌀, 밀가루, 팥, 녹두, 상추, 미나리, 신선초, 숙주나물, 게, 새우, 생굴, 오징어, 조개류, 모과, 영지, 결명자, 술 등

❸ 소양인

찹쌀, 수수, 밀가루, 율무, 감자, 참깨, 파, 양파, 마늘, 후추, 카레, 미역, 김, 다시마, 개고기, 노루고기, 밤, 대추, 인삼, 녹용, 꿀 등

❹ 소음인

보리, 모밀, 수수, 녹두, 율무, 땅콩, 상추, 멜론, 수박, 참외, 포도, 배, 돼지고기, 조개, 새우, 생굴, 오징어, 낙지, 맥주, 얼음, 영지, 결명자차 등

제11장
한의학에서 본 병의 원인들

한의학에서 간장병의 원인은 참으로 여러 가지 면에서 찾아볼 수 있다. 대표적인 원인을 세 가지로 분류해 보면 인체 외부 기후 변화에 의한 자극으로 오는 육음(六淫 : 風, 寒, 暑, 濕, 燥, 火)과 인체 내부의 정서적 변화로부터 받는 칠정(七情) 그리고 인체 외부 자극이나 내부의 정서적 자극 등이 아닌 불내외인(不內外因)으로 크게 대별해 볼 수 있다.

1. 인체 외적인 원인

인체 외부 기후변화에 따른 자극으로 육음이 있는데, 육음 중에서 대개는 풍(風)과 간장과 어우러져 간장병을 발병시키는 경우가 제일 많다. 풍이란 육음 중의 하나로서 간장과 특별한 관계를 갖고 있다.

일반적으로 간풍은 내풍(內風)이라 하여 중풍 같은 것이 여기에 속하지만 여기서는 외풍(外風) 즉 육음 중의 하나인 풍기(風氣)가 간에 유입되어 외풍(外風)과 간과의 관계를 매우 밀접하게 만든다.

외풍이 간에 침입하면 영기(榮氣)와 위기(衛氣)라고 하는 기혈(氣血) 순환에 부조화가 오게 되고 혈액이 부실하게 되어 혈허로 말미암아 간풍이 내동(內動)함에 따라 열(熱)이 극성하게 된다. 풍은 음양 중에서 양이라고 하는 성질에 속하며 풍이 승하면 동(動)하게 되어 있고 가벼워서 부상하게 되어 수시로 변하기를 잘 하는 특성을 가지고 있다.

육음 중 한, 습, 열, 조, 화(寒, 濕, 熱, 操, 火)인 오사(五邪)도 풍과 함께 어울려서 간에 해를 내치게 하는데, 이 중에 화와 열 또한 양의 성질에 속하며 풍의 성질과 비슷하기 때문에 풍과 함께 어울려서 질병을 유발시키는 경우가 많다.

풍이 화를 승하면 세력이 더해지고 화가 풍을 도와주므로 성취하게 되는데, 간장의 승발작용(升發作用)이나 소설작용(疏泄作用), 동요작용(動搖作用)이 지나치게 왕성해져서 이로 말미암아 음혈(陰血)이 소모되며 흐트러지게 된다.

또 한(寒)이나 습(濕)의 성질은 음(陰)에 속하므로 풍의 성질과는 거리가 멀다. 다만 응체성이 강하여 승발작용이나 소설작용, 동요작용을 견제하는 작용을 하는데 이들이 풍(風)과 어울리면 순수하게 한(寒)과 습(濕)으로 나타나는 질병과는 거리는 먼 다른 임상증

후들이 나타날 것이다.

한편 조(燥)는 진액이 부족한 현상으로 조열(燥熱)이 풍(風)과 어울리면 진액이 메말라 버리고 양조(凉燥)가 풍(風)과 어울리면 진액이 넓게 퍼지지 못하게 된다. 또, 외사(外邪)가 비위(脾胃)를 침입한 후 간담(肝膽)에 전이되어 간담습열(肝膽濕熱)의 병상을 일으키게 된다. 한사(寒邪)가 침입하여 음부(陰部)의 궐음경부위(厥陰經部位)를 울체시키면 궐음근병(厥陰筋病)을 일으킨다.

2. 정신적인 자극에 의한 칠정(七情)

칠정(七情 : 喜·怒·愚·思·悲·驚·恐) 중에서는 노(怒)가 간병(肝病)의 주요 원인이 되며, 그 외에 공(恐), 우(憂), 경(驚) 등도 원인이 되고 있다.

노(怒)는 간이 갖고 있는 감정의 대표적인 표현이며 그 성질이 강포하다.『내경』「음양응상대론(陰陽應象大論)」에 노(怒)기가 간(肝)을 상한다고 하였으며,「생기통천론(生氣通天論)」에서는 노즉기상(怒則氣上)이라고 하여 화를 내게 되면 기(氣)가 상부로 작용한다고 하였다.

소원방(巢元方)의 허노후(虛勞候)에서는 대노(大怒)하여 기역(氣逆)하면 상간(傷肝)하다고 하였다. 이것은 크게 화를 내게 되면 기가 상부로 거꾸로 가게 되어 간 기능에 영향을 미쳐서 승발작용(升發

作用)이나 소설작용(疏泄作用)이 원활해지지 못하게 된다는 뜻이다.

반대로 기혈이 심하게 모손되었을 경우에는 간이 자양되지 못하여 자주 화를 내게 되고 화를 내게 되면 다시 기혈을 손상시키기 때문에 이로 인하여 악순환이 이어진다. 공(恐), 우(憂), 경(驚)의 삼자(三者)는 엄격하게 말하면 간이 주관하는 감정은 아니지만 간장병과 밀접한 관계를 맺고 있다.

공(恐)이라고 하는 기는 사람의 몸이 허겁(虛怯)하면 생기는 것으로서「소문거통론(素問擧痛論)」에서는 크게 두려워하면 기(氣)가 아래로 가라앉게 되어서 간의 승발작용(升發作用)을 하는 기능이 직접적으로 억제당하는 것이 된다고 하였다.

간의 기가 허하면 두려워하고 반대로 간의 기가 실하게 되면 화를 내게 된다고 하였다. 우(憂)는 걱정을 하게 되면 간기(肝氣)가 울체되어 막히게 되므로 가장 먼저 소설작용(疏泄作用)이 장애를 받게 되어 기능이 원활치 못하여서 음식 먹고 싶은 마음이 없어지며, 가슴과 옆구리가 그득하면서 땅긴다고 하였다.

경(驚)은 놀라게 되는 것으로 심(心)이 허약하면 나타나게 된다. 그러므로 심포(心包)와 간(肝)은 모두가 궐음경(厥陰經)에 속하여 있기 때문에 간의 기가 거꾸로 올라가게 되며 풍화(風火)가 동요(動搖)를 일으키면 심포(心包)에까지 영향을 미쳐서 경계(驚悸)나 경광(驚狂)과 같은 현상이 일어난다.

3. 불내외인(不內外因)

불내외인으로는 음식부절이나 방노(房勞), 노력과다 등으로 간장병을 일으키는 원인이 된다.

1) 음식부절(飮食不絶)

술이라고 하는 것은 습열(濕熱)의 성질을 가장 많이 가지고 있는 물질로서 과량을 마시게 되면 정신상태가 어지러워지고 심하면 구토나 어지러움증이 나타나는데, 이것은 술이 간에 영향을 줌으로 해서 승발작용(升發作用)이나 동요작용(動搖作用)을 하는 기능이 지나치게 항진되기 때문이다. 또, 술이라고 하는 것은 혈분(血分)으로 들어가서 승발작용을 일으키는데, 이렇게 되면 간에 열이 비위(脾胃)까지 침범하여 황달, 구토혈, 빈혈 등의 증상이 온다.

또, 주독(酒毒)이 비위에 영향을 주게 되면 비위에 습열(濕熱)이 차서 이것이 간담(肝擔)으로 이동되면서 간담습열병상(肝膽濕熱病象)을 일으킨다. 그런가 하면 음식을 많이 먹거나, 기름진 음식을 좋아해도 습열로 인한 간에 병변을 일으키는 수도 있다.

2) 방노(房勞)

무절제한 성생활은 정혈(精血)을 모손시키며 직접적으로 신(腎)에 손상을 주게 되지만 간접적으로는 간이 이로 말미암아 충분한 영양분을 받지 못하게 된다. 즉, 신수(腎水)가 부족해지면 간목(肝

木)을 기르지 못함에 따라 간음(肝陰)이 부족되어 간양상항(肝陽上亢)하고 본허표실증(本虛標實症)이 발생하게 되는 것이다. 또한 여노달(女勞疸)이 황달을 일으킬 수도 있다.

❸ 노력과다(勞力過多)

노력과다라고 하는 것은 일체의 육체적인 운동과 과도함을 느끼게 하는데, 이로 인하여 간계병증이 발생된다. 동작노심(動作勞甚)으로 상근상간(傷筋傷肝)하게 되는 것은 육체적으로 노동이 심하게 되면 근육과 간을 상하게 되는 것이다.『내경』「조경편(調經篇)」에 노력이 과다하면 형기(形氣)가 쇠약하고 단소(短少)하며 기(氣)가 모손된다고 하였다.

주단계(朱丹契)는 노역(勞投)은 원기를 상하게 한다 하였고, 이연(李挺)은 노역(勞役)으로 힘이 없으면 일체의 언어동작이 권태로워지므로 피로하면 자한(自汗), 사지번열(四肢煩熱), 불면(不眠), 심번(心煩)한다고 하였다.

이것은 노역으로 인한 노권상(勞倦傷)과 간의 기질적 병변으로 인한 모든 증상과 일치됨을 알 수 있다. 또, 노역(勞役)으로 음식을 규칙적으로 먹지 못하면 형체가 누렇게 뜨면서 마르고 감병(疳病: 마르는 병)이 오기도 한다.

❹ 외상(外傷)

외상으로는 타박상이나 총이나 칼에 상처가 생기면 간장에 직접 상처를 받게 된다. 간장은 혈관이 풍부한 장기이므로 출혈이 심하기도 하고 어혈(瘀血)이 협부(脇部)에 있게 된다.

❺ 기타(其他)

약물, 기생충 등이 있다.

제12장
한의학에서는 이런 증상이 있을 때 의심한다

1) 두통(頭痛)

두통은 간병과 관련된 증상으로 가장 흔하게 나타나는 것이 특징이다. 두통은 여러 가지 원인에서 나타날 수가 있는데, 간병에서 흔하게 올 수 있는 부위로는 측두부와 전두부에서 많이 나타나게 된다. 이것은 간(肝)과 담(膽)의 경락이 두부 측면으로 지나가기 때문에 간담의 기가 울체되어 막히면 간울두통(肝鬱頭痛)이 된다.

머리가 어지럽고, 눈이 침침하며 귀에 이명(耳鳴) 증상이 있는 것은 간에 음(陰)이 부족한 소치이기 때문에 이렇게 오는 두통을 간양두통(肝陽頭痛)이라고 한다. 가슴이 답답하고 눈이 충혈되며 입 안이 쓰고 화를 잘 내면 간에 울기가 화(火)로 변하여 나타나는 것으로 이것이 간화두통(肝火頭痛)이다. 통증이 머리의 상부에 있으면서 붉고 끈적끈적한 액을 토하는 것은 간한두통(肝寒頭痛)에서 볼 수 있다.

간은 장혈작용(藏血作用)을 하는 기능이 있는데, 간에서 혈액을 저장하는 일이 부족하여 간혈이 부족하게 되면 혈허두통(血虛頭痛)이 오게 되며 이때는 오전보다 오후에 통증이 심한 것이 특징이다. 이와 같이 간병의 원인에 따라 두통의 내용도 다르다는 것을 알아야 한다.

2) 어지러움[眩暈]

『내경』「지진요대론(至眞要大論)」에서 '풍(風)으로 오는 어지러움은 모두 다 간(肝)에 속한다' 하였다. 이와 같이 현운(眩暈)의 뜻에서 현(眩)자는 암흑이란 뜻으로 풀이되고, 운(暈)은 회전의 뜻을 의미한다.

간병을 일으키는 사기(邪氣)가 신체의 허약한 시기를 틈타서 인체의 목[項部] 뒷부분으로 침입하면 눈을 거쳐 뇌(腦)를 따라 들어가서 기능에 장애를 주게 되어 뇌전(腦轉)을 일으킴으로써 눈이 땅기면서 캄캄해지게 된다.

단계(丹溪)는 담(痰)으로 인하여 어지러움이 발생된다고 하였고, 경악(景岳)은 허(虛)하기 때문에 어지러움이 일어난다고 하였다. 이와 같이 제가(諸家)에 의하면 어지러움은 모두 풍(風), 화(火), 담(痰), 허(虛)에서 기인된다고 보고 있다. 어지러움이 올 때는 정신상태가 맑지 못하고 기억력이 감퇴되며 땀이 나고 가슴이 답답해지는 증상도 함께 온다.

특히 간병에서 직접적으로 어지러움이 온다면 머리가 어지럽고 눈이 캄캄해서 오는 간혈부족이거나 간양(肝陽)과 간풍(肝風)이 서로 요란해져서 나타나는 경우로 대별해 본다. 간혈 부족(肝血不足)의 어지러움은 눈까지 캄캄하고 사지의 마비가 함께 올 수 있고, 간양상항(肝陽上亢)에서 오는 어지러움은 가볍게 두통이 오면서 얼굴이 붉고 입이 마르면서 오게 된다.

3) 협통(脇痛)

간의 경락(經絡)은 옆구리와 늑골에 분포하고 있기 때문에 외부의 사기(邪氣)나 감정으로 인한 칠정(七情)에 의하여 간이 손상을 받으면 기(氣)가 응결되어 협통(脇痛)이 발생한다.

간병협통(肝病脇痛)의 주된 원인은 기(氣)가 응결한 것인데, 감정이 억제되거나 성격이 급하여 화(火)를 잘 내거나 하면 간의 기가 원활하게 조달되지 못하면서 경락이 막혀버림으로써 간병을 얻게 되고 그 여파로 협부가 아프게 되는 것이다. 그런데 협통이 있기 전에는 이에 앞서 창만(脹滿) 증상이 나타나고 가끔씩 통증을 느끼다가 점차 심해지게 된다. 다만 어혈(瘀血)로 인한 협통은 아픈 자리가 고정되어 있고 바늘로 찌르는 것처럼 아프게 된다. 협하가 그득하면서 갑갑하고 개운하지 못한 것은 간기(肝氣) 응체의 특징이다.

4) 소복통(少腹痛)

소복통은 대개 입 안이 건조한 증상도 함께 나타난다. 소복(少腹)

은 간경에 속하는 부위로 기(氣)가 응체되면 이 부위에 통증이 발생하고 때로는 협통이 소복에까지 파급되기도 한다. 내경(內經)에서 간병자(肝病者), 양협하통인소복(兩脇下痛引少腹)이라고 하여 간병이 있는 자는 좌우 협하에 통증이 오면서 소복까지 연이어 온다.

기체(氣滯)의 경우에는 통증이 심한데다가 창증(脹症)까지 겸하여 나타나며, 어혈(瘀血)이 응체된 경우에는 쥐어짜는 듯한 통증이 온다.

5) 감정변화

간의 소설기능(疏泄機能)이나 조달기능(條達機能)이 상실되면 감정에 변화를 느끼게 된다. 간기(肝氣)가 울결되었을 경우에는 크게 한숨을 쉬고 억제된 감정을 느끼며 의심이 많고 걱정을 잘 하게 된다. 또한 간양(肝陽)이 항진하거나 간화(肝火)가 심해지면 가슴이 갑갑하면서 쉽게 화를 내게 된다.

6) 입맛이 쓰다[口苦]

간에 열이 있어서 담즙이 외부로 배설되어 나타나는 증상이다. 이때는 대개 입 안이 건조한 증상도 함께 나타난다. 또, 담경에 열이 있을 경우에도 입 안이 쓴 증상이 나타나는데, 이때 간의 병증이 없다면 담을 위주로 치료해야 할 것이다. 입 안이 쓴 증상이 올 때는 속이 메슥거리고, 구토가 있으며 트림이 나는 증상까지 함께 오면서 간울증(肝鬱症)으로 인하여 위(胃)까지 장애를 받게 된다.

7) 육혈 및 토혈(吐血)

간화(肝火)가 위(胃)를 침범하면 기(氣)가 거꾸로 작용하고 혈(血)이 막혀서 토혈 증상이 나타나게 된다. 간화(肝火)가 폐(肺)를 침범하면 혈이 망령되게 행동하여 코피가 나던지 입으로 토혈하게 된다.

8) 눈의 자각 증상

간(肝)의 표현은 눈으로 열려 있으며 혈액을 저장하며 경락을 통하여 눈과 연결되어지기 때문에 간음(肝陰)이 부족할 경우에는 양쪽 눈이 건조하며 까끌거린다.

간혈(肝血)이 부족할 경우에는 야맹증이 발생하거나 시력이 밝지 못하며 간경에 풍열(風熱)이 있을 경우에는 눈이 충혈되고 붓고 통증이 있다. 또, 간화(肝火)가 심해질 경우에는 눈이 충혈되면서 막이 생긴다.

9) 이명(耳鳴)과 이농(耳聾)

간담(肝膽)의 경락이 귀를 지나고 있기 때문에 간에 병이 들었을 경우에는 귀에 이명증이 오든가 안 들리게 되는 증상이 나타나게 된다. 이러한 현상은 갑자기 나타나는 것이 특징이다.

이명(耳鳴)이 마치 물 흐르는 소리가 나기도 하는데 손으로 귀를 막았을 때 소리가 크게 들리는 것은 병사가 실한 것이고 이는 간화(肝火)가 심한 경우이다. 신음(腎陰)이 부족한 반면 간양(肝陽)이 항진되면 이명증이 오랜 시간 일어나고 매미 우는 소리같이 들리며, 이것이 오래 되면 청력의 감퇴현상까지 나타난다. 손으로 귀를 막았을 때 이명증이 멈추어지면 허증(虛症)이 된다.

10) 축경마목(搐痙麻木)

축(搐)은 사지가 오그라드는 현상을 가리키고 경(痙)은 활같이 휘는 것을 말하는데, 이 모두가 간풍(肝風)에서 비롯된다. 이것은 근(筋)과 맥(脈)이 영양을 제대로 받지 못해서 발생한 것이다.

「지진요대론(至眞要大論)」에서는, 제풍도현개속어간(諸風掉眩皆屬於肝)이라고 하였는데, 간풍이 속에서 동(動)할 경우에는 오그라들며 간양(肝陽)이 항진되면 팔과 다리에 마비 증상이 오고 고열(高熱)을 수반한 풍에서는 정신이 혼미해지며 목 뒷부분이 뻣뻣해지고, 허리는 뒤로 젖혀지게 된다. 또한 간혈허(肝血虛)할 경우에는 손등[手背]이 저리는 느낌이 있다.

11) 산기(疝氣)

간경락(肝經絡)은 전음(前陰) 부위를 지나서 돌기 때문에 간기(肝氣)가 막히면 고환이 아래로 처지면서 붓고 통증이 수반되는데 이를 가리켜 산기(疝氣)라고 한다. 산기증(疝氣症)이 있으면서 한(寒)을 겸한 경우에는 음낭이 차고, 열(熱)을 겸한 경우에는 소변이 시원찮으면서 붉다. 또 습(濕)이 겸해지면 봄이 붓고 무거우며 마비가 오게 된다.

12) 월경불순(月經不順)

간이 하는 일 중의 하나가 혈액을 저장하는 것인데, 만약 간에 혈액이 부족하게 되면 생리 중에 그 혈의 색이 엷어지고 양도 줄어들며 심할 경우에는 생리가 끊기기도 한다. 간기(肝氣)가 울체되어 막히면 간의 소설기능(疏泄機能)이 실조(失調)되어서 월경기와 월경량이 모두 혼란에 빠지고 간에 울기가 화(火)로 변해지면서 혈이 망령되게 가게 되면 월경량이 많아지고 색도 홍색을 띠며 혈액에 덩어리까지 비쳐진다. 또한 간기가 울체되면, 유방이 붓고 월경량이 감소하며 생리과정이 순조롭지 못하게 되고, 간기가 거꾸로 역행하면 기의 기능이 혼란스러워져서 붕루(崩漏) 증상까지 보인다.

13) 한열왕래(寒熱往來)

발열(發熱)과 오한(惡寒)이 번갈아가며 나타나는 것을 말한다. 혈허(血虛)하거나 간담(肝膽)의 기가 울체되었을 경우에 이러한 현상이 나타난다. 병세가 완만하고 병정(病程)이 긴 것은 기혈과 음양이 조화(調和)를 상실한 때문이다.

한열왕래(寒熱往來)가 심한 가운데 병세가 급하고 병정(病程)이 짧은 것은 외부로부터 들어온 사기(邪氣)가 표피로부터 안으로 더 들어가서 반표반리(半表半裏)에 침입한 때문이다.

14) 황달(黃疸)

황달증상(黃疸症狀)은 전신과 눈에서 황색을 띠는 것으로 소변도 황색을 띠는 것이 특징이다. 비위(脾胃)의 습열(濕熱)과 한습(寒濕)은 기본적으로는 간병의 범위에 들지 않는 것이 보통이나, 비위의 습열이 간담을 침범하여 나타나는 경우에는 간병이 나타나게 된다. 황달증의 경우도 모두가 습탁(濕濁)으로 인하여 비위의 운화기능(運化機能)이 실조되어서 설태가 두껍게 끼고, 구토가 나며 소변을 시원찮게 자주 보는 등의 증상이 나타난다.

15) 창만(脹滿)

비기(脾氣)가 대단히 허하여서 생기는데 간과의 관계에서 간기(肝氣)가 비(脾)를 극(克 : 침입)해서 비기(脾氣)가 허(虛)해지는 소치이다. 이렇게 되면 비(脾)의 운화기능(運化機能)이 실조되어 수습(水濕)이 아래로 흐르지 못하게 되고 간비(肝脾)의 병을 장기간 치료하지 않게 되면 신(腎)까지 병을 얻게 되는 것이다.

16) 피로(疲勞)

근(筋)의 활동이 일어나도 간이 정상일 때는 근의 피로를 조절할 수 있지만, 간병(肝病)이 있으면 약간의 근(筋)의 활동으로 인하여도 피로조차 견디기가 어렵게 된다.

이와 같은 상기의 증상들은 간 질환에 흔하게 나타나는 것들이

지만 이들 모두가 동시에 나타나는 것은 아니다. 2~3개의 증상이나 5~6개의 증상이 나타나기도 하고, 혹은 그 이상의 증상이 동시에 나올 수도 있다. 따라서 이러한 증상들이 보일 때는 간장을 치료할 수 있는 치료책이 요구된다고 하겠다.

제13장
침구요법

1. 태충(太衝)

　족궐음 간경락(肝經絡)의 경혈 중에서 '태충'이라고 하는 경혈은 간장의 치료와 진단에 응용되기도 하며, 특히 사람 몸에서 급소에 해당하는 중요한 요혈 중의 하나이다. 이 경혈 자리를 눌러보면 동맥이 뛰는 것이 감지되는데, 이것을 보고 태충맥이라 하였으며, 옛날에는 이 태충맥을 진단하여 질병을 알아냈으며, 병의 가볍고 중한 것을 가려낼 수 있었기 때문에 환자의 생과 사를 이 혈에서 판단하기도 하였다.

　특히 여자가 임신 가능한 연령인가를 알아내는데 이용되기도 하였던 경혈로 되어 있다. 체한 경우에 침을 놓아 체한 것을 뚫어주는 침자리를 사관혈(四關穴)이라고 하는데, 바로 이 자리에 침으로 자극을 주었던 것이다. 간 질환을 앓고 있고 환자의 태충

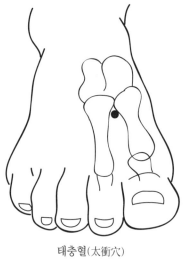

태충혈(太衝穴)

혈 자리를 눌러보면 매우 아프다고 호소하는 것은 태충혈의 부위가 엄지발가락과 둘째발가락이 갈라지는 분기점에 있기 때문이다.

2. 간수

간장의 건강상태를 알려면 간수혈과 기문혈을 사용하는데, 이 두 혈은 현대의학에서 말하는 간장이 있는 부위와 일치하고 있다. 한의학에서는 간장을 하나의 국가로 비유할 때 장군지관(將軍之官)이라고 하였다. 즉 외적(外敵)을 방어하고 국가의 질서를 유지하는 임무를 담당하는 장군이라는 위치를 부여하고 있다. 외적(外敵)이라고 하는 것은 외독(外毒)으로 간주하여 해독(解毒)하는 장기가 간장이다. 그래서 간수는 해독의 주치료혈(主治療穴)이 되는 것이다.

간장이 약화되면 명치에서 늑골에 걸쳐 특히 우협복에 묵직하고 답답한 압박감이 있으며 간수혈을 중심으로 심하게 강직하고 뻐근한 증상이 나타난다. 이와 같이 간장의 기능 쇠약을 정상화하는 혈이 간장의 수혈인 간수의 역할이며, 엎드려 있는 자세에서 간수혈에 침을 놓고 자극을 주는 것이 좋다. 좌우 장골릉(腸骨陵)의 가장 높은 곳을 이은 선(線)을 '야코비선' 이라고 한다. 이 선은 대체적으로 제4요추 극돌기상을 통과한다. 흉추(胸椎) 10번과 9번 사이에서 좌우로 약 1촌 5푼의 위치에 있다. 양쪽 협통이 오면서 흉배(胸背)가 서로 땅기고 아픈 증세에 이용하고 또 간염, 간 기능

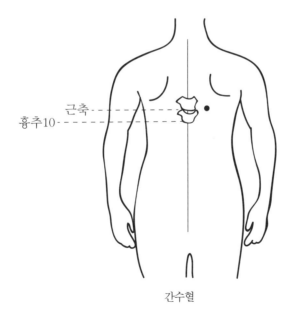

간수혈

장애, 간장 비대, 담석증, 늑간신경통, 황달, 전근(轉筋) 등을 치료할 때에 이용할 수 있다.

3. 담수

담수는 오장육부수혈 중 하나이며 담(痰)의 사기(邪氣)가 침입할 수 있는 곳이다.「장상론(臟象論)」에 의하면 간(肝)의 장하(臟下)에 담(痰)의 부(腑)가 붙어 있다. 담의 기능은 해독(解毒)하는 장기이고, 또한 지방의 소화를 돕는 담즙이 나오는 곳이다. 그리고 담의 병이 잘 나타나는 곳이기도 하다.

담석증의 경우에는 특히 우측의 담수에 압통이 나타난다. 이와 같이 담의 병을 제거하는 수혈이라는 것이 담수의 혈명에 대한 유래이다. 엎드린 자세로 자침하며 좌우의 장골릉(腸骨陵)의 가장 높은 곳을 이은 선을 야코비선(線)이라고 하는데, 이 선은 대체적으로 제4요추 극돌기상을 통과한다.

제4요추 극돌기에서 순서대로 세어 올라가면 제11과 제10흉추 극돌기 간의 높이에서 좌우로 양측 1촌 5푼(엄지손 끝마디로 한 마디하고 반 정도 되는 길이) 되는 곳에 취혈(取穴)한다. 한의학에서는 간담이 상조한다고 말한다. 간장과 담부는 언제나 겉과 속의 관계로 서로 돕고 서로 보하면서 기능을 영위하는 것으로 되어 있다. 따라서 간수가 효과있는 병은 담수에서도 효과가 있다. 간장 담낭

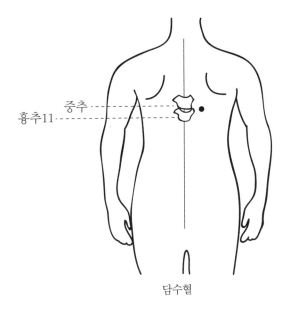

중추
흉추11
담수혈

의 명, 특히 민생 담낭 옆의 이 혈에 침치료를 하면 대단히 효과가
크다.

4. 양능천(陽陵泉)

족소양(足少陽) 담경의 경혈 중에서 양능천혈은 근육을 다스려
주는 경혈이기 때문에 인체에서 일어나는 모든 근육 질환이면 먼
저 양능천에다 자침해야 할 정도로 먼저 취혈해야 한다. 양능천은
위경련이나 근육의 경련에도 족삼리혈과 함께 취혈하면 치료효
과를 높일 수 있다. 또, 선천적으로 눈썹이 없거나 희미한 사람에

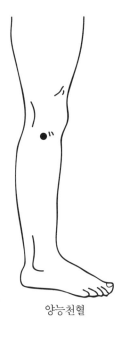

양능천혈

게 양능천혈을 뜸으로 자극을 주면, 특별한 효과가 있다는 임상 발표를 보아도 중요한 경혈인 것이 틀림없다.

간장이 근육을 다스리기 때문에, 근육을 튼튼하게 하려면 건강한 간을 유지해서 간 질환이 없어야 한다. 양능천혈의 부위는 무릎관절 아래인 하퇴부 외측에 있으며, 정확하게 표현하면 무릎 관절을 구부려서, 비골두가 나타나면 약간 앞쪽의 아래 부위에 위치하는 족소양담경의 경혈이다.

5. 임읍(臨泣)

족소양(足少陽) 담경의 족임읍(足臨泣)의 임(臨)은 마주 대하다, 임하다의 뜻이고, 읍(泣)은 울다, 눈물 등의 뜻을 나타낸다. 따라서 안질환 치료에 효과가 있으며 체중절통(體重節痛)의 주치료혈이다. 이상과 같이 눈(目)이라고 하는 것은 간(肝)과의 관계에서 종속상의 관계이다. 눈병이나 가려움, 시력장애 등의 치료는 간을 다스려 주어야 하기 때문에 간과 직접적인 영향이 있는 것이다.

그러므로 족임읍을 자극하면 간담기능에 일정한 효능이 있기에

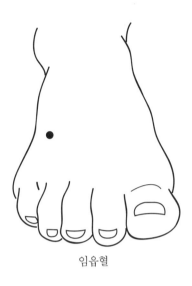

임읍혈

눈의 가려움이나 안압(眼壓)으로 오는 통증, 늑협통, 결막염 등에
효능이 있다. 눈의 가려움이나 안압통엔 광명혈과 병행 자극하게
되면 더욱 효능을 배로 올릴 수 있다.

족임읍의 부위는 넷째 발가락과 다섯째 발가락 사이에다 손가
락 끝을 대고 발등을 향하여 올라가면 좌우 뼈 사이로 손끝이 멈
추어지는 분기점이 나타나는 곳이다.

6. 기문(期門)

간(肝)의 모(募)라고 하였고, 한(寒)에 상하게 되면 기문혈에 침
을 놓으면 효과가 있다고 하였으며, 기(期)자는 '其'와 '月'이 합쳐

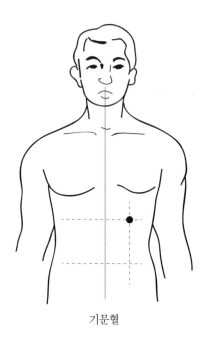

기문혈

진 글자로 달(月)이 지구 둘레를 한 바퀴를 돌 때 해와 일정한 자리에서 만나는 그 기간이란 뜻으로, 만나야 할 때를 의미한다.

그리고 '門'은 문호(門戶)의 뜻이 있으며, 삼음경(三陰經)이 만나서 가슴으로 순행하게 된다. 그러므로 기문은 문호(門戶)에 해당하는 혈로, 누워있는 자세로 침을 놓는 것이 좋다. 젖꼭지에서 안쪽으로 lcm 들어가서 여기서 늑골 2개 아래로 내려간 곳인 제6늑골간이 기문혈 자리이다. 기문혈은 간장병, 담낭염, 간염, 간종대 늑간신경통, 월경불순, 자궁 내막염에도 효과가 있는 혈이며 히스테리에도 효과가 있다.

7. 음곡(陰谷)

음곡혈은 족소음(足少陰) 신경(腎經)의 곡(谷)자의 뜻이 있다. 신경(腎經)의 함(舍)혈이며 하복부에서 음부와 대퇴부의 내측에 걸친 증상에 잘 듣는다. 간경(肝經)의 곡천(谷泉)과 신경의 음곡(陰谷)은 몸의 피로, 정력 감퇴에서 오는 무릎의 무력감, 슬관절통, 류머티즘, 신기능 저하 등에 쓰이며, 너무 놀라면 몸의 힘이 빠져 맥없이 주저앉는 경우가 있다.

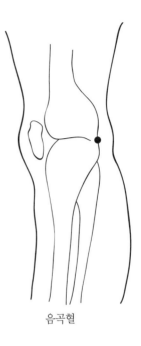

음곡혈

남자의 하복부에 있는 음낭이 붓던가, 음부가 붓는 증상, 여자의 하복창이나 생리불순으로 출혈이 많다든가 대하증, 임포텐스에도 응용된다. 음곡의 부위는 무릎을 절반 정도 구부리면 내측에 굵은 근육과 가는 근육이 만져지는데, 그 사이에다 침을 놓는다. 보사침법(補瀉針法)에서는 간경(肝經)을 보(補)해 주는 중요한 혈이기도 하다.

8. 곡천(曲泉)

    족궐음(足厥陰) 간경의 옥천혈의 곡(曲)자는 물건을 넣는 그릇이 구부러진 모양을 본뜬 글자로 굽는다는 뜻이고, 슬관절의 굽은 곳을 가리키며 천(泉)은 샘(水源)을 말한다. 따라서 슬관절의 굽은 곳에 해당하며 경수(經水)의 근원이 되는 것을 가리키고 있다.

    『자생경(資生經)』에 의하면 간경의 곡천혈, 행간혈과 함께 취혈하면 효과가 있다고 기록되어 있다. 적응증으로는 자궁 탈수, 질염, 전립선염, 유정, 음위, 반신불수 등의 증상을 치료할 수 있다. 부위는 무릎을 깊숙이 구부린 상태에서 슬와(슬관절) 내측 주름 잡

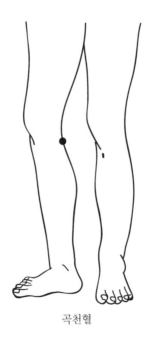

곡천혈

히는(횡문두) 곳에다 침을 놓으면 된다. 보사침법(補瀉針法)에서는 간경(肝經)을 보(補)해 주는 중요한 요혈이기도 하다.

9. 사혈요법(瀉血療法)

인체의 각 부위를 손바닥이나 손가락에서 찾아볼 수 있기 때문에 몸에 질병이 있어 아픈 곳이 생기면 이곳에서 찾아 눌러보면 통증을 느끼는 곳이 나타난다. 통증을 느끼는 정도에 따라 병의 정도를 알게 되고 손의 아픈 위치를 따주면 병이 치료되는 원리를 도입한 것이다.

간, 심장, 위, 폐, 신장 등도 기능이 좋지 않을 경우, 손의 위치에서 해당부위를 눌러보면 통증이 있고 통증이 있는 위치는 간, 심장, 위, 폐, 신장 등이 안 좋다는 것이다. 오장을 차례로 눌러보면서 어느 부위가 더 아프냐에 따라 병의 정도를 알 수 있으며, 환자의 상태를 진찰할 때 손바닥의 혈색도 참고하여야 한다.

간이 나쁘면 노란색을 띠고, 심장이 나쁘면 검붉은 색을 띠며, 위장이 나쁘면 어두운 색을 띠고, 폐가 나쁘면 검정 반점이 많고 신장이 나쁘면 흰색을 띠고 있다. 3가지 이상의 합병증일 때는 어두운 재색이며 손이 차고 부드럽지 않은 경우가 많다.

중병환자는 반드시 근본치료를 하여야 한다. 위(胃)를 중심으로 하여 상체에서 병이 생기면 근본은 심장에 있고, 심장은 인체의 상부를 담당하고 있기 때문이다. 위(胃)를 중심으로 하체에 있는 병의 근원은 신장에 있다. 신장은 하체를 담당하고 있기 때문이다. 근본치료에 위, 심장, 신장, 신장을 기점으로 폐와 간을 확인하고 원인에 따라 사혈요법을 이용한다.

10. 사혈요법(출혈요법)의 순서

왼손의 손등 중에서 엄지손톱과 엄지 끝 관절 사이에서부터 사혈을 시작하여 2지의 손톱과 2지 끝 관절 사이 다음은 3지의 손톱과 3지 끝 관절 사이 그리고 4지 손톱과 4지 끝 관절 사이, 또 5지 손톱과 5지 끝 관절 사이에다 순서대로 사혈을 시켜주면 된다. 다음에는 왼손의 손바닥으로 옮겨와서 엄지손 끝 부위에서부터 사혈을 시작하여 2지 손끝 그리고 3지 손끝 다음에 4지 손끝과 5지 손끝에다 순서대로 사혈을 시켜준다. 이렇게 하고나서 간 부위에 해당하는 부위를 손바닥에서 찾아 간병의 정도에 따라 5~10회를 사혈시켜 주면 왼손에서의 사혈요법은 끝나게 된다. 왼손의 사혈요법이 끝나면 다시 오른쪽 손에서도 왼쪽 손과 같은 방법의 순서대로 사혈요법을 하면 된다.

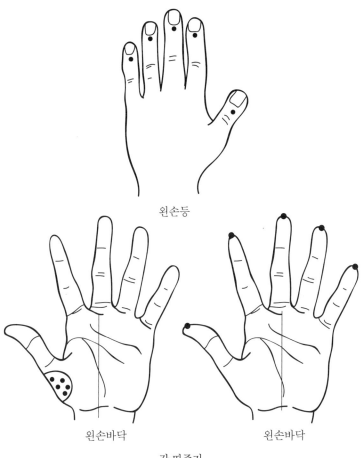

왼손등

왼손바닥   왼손바닥

간 따주기

제14장
민간요법

지금과 같이 문명이 급속도로 발전돼 가고 있는 사회생활 속에서는 하루가 다르게 세상 돌아가는 것이 급박하기만 하다. 이러다 보니 "자연으로 돌아가자" "옛날이 좋았다" 아니면 "신토불이" 등의 목소리가 높아만 가고 있다. 아무리 의학이 발전되고 있어도 불치병이라는 진단을 받고나면 누구 할 것 없이 전통 약물인 자연요법으로 치료해 보려고 하는 것을 우리 주위에서 흔하게 보아왔다. 특히 사계절이 뚜렷하고 기후풍토가 식물의 성장과 번식에 적합한 우리나라 자연환경 속에서는 약물의 자원이 풍부하며 그러다보니 민간에서 전래되어 오는 전통 약물이 많았다.

아래에 수록된 민간요법은 무질서하게 이용하지 말고 꼭 필요한 경우에 이용하여 도움이 되기를 바라면서 특히 주의할 점은 모든 질병은 민간요법 이용시 전문의료인과 상의하여 더욱 효과를 극대화하였으면 하는 마음이다.

1. 간염

재료	복용방법
굼벵이	굼벵이를 가루로 만들어 1~2g씩 하루에 2회 먹는다.
모시조개, 생강	모시조개에 생강을 넣고 소금은 치지 않은 채 삶아서 먹는다.
돌미나리	돌미나리 생즙을 내어 마신다.
사철쑥(인진쑥)	사철쑥을 달여 마신다. 사철쑥을 생즙을 내어 마신다.
쑥	쑥을 삶아서 마신다.
냉이	냉이 전초와 뿌리를 1일 30g을 3회에 나누어 식후에 먹는다. (말려서 분말로 하면 더욱 좋다)
모시조개, 미나리	모시조개를 삶아서 국물을 30일간 마시고 미나리 즙을 15일간 마신다.
석류, 굴, 굼벵이	재료를 달여서 마신다.
비상풀	비상풀을 달여서 한 컵씩 수시로 복용한다.
잉어	잉어를 자주 고아 먹는다.
참두릅나물	참두릅나물 삶은 물로 식혜를 만들어 먹는다.
호미초(호랑이풀)	호미초를 달여서 마신다.
지네고사리(지네풀), 선인장	지네고사리 20g. 선인장 30g을 달여서 마신다.

2. 만성간염

재료	복용방법
잉어, 찹쌀	잉어와 찹쌀을 고아서 국물을 마신다.

3. 간경화증

재료	복용방법
구기자나무	구기자나무를 달여서 마신다.
느릅나무	느릅나무를 삶은 물로 식혜를 만들어 먹는다.
박대	박대라고 불리는 생선을 고아서 먹으면 복수가 빠진다.
돌나물	돌나물을 찧어서 생즙을 내어 마신다.
민들레	민들레를 달여서 마신다.
뽕나무뿌리	뽕나무 뿌리를 말려 태워서 먹는다.
인진쑥	인진쑥을 찧어서 생즙을 내어 마신다.
사철쑥, 인동덩굴, 익모초, 조개 껍데기	재료를 달이면 조청같이 된다. 이것을 환을 지어 먹는다.
햇님나무	햇님나무를 달여서 마신다.
생쌀, 솔잎	생쌀을 갈아서 말린 솔잎과 같이 먹는다.

4. 간농양

재료	복용방법
굼벵이, 여름귤	굼벵이 30마리에 여름귤 1개를 함께 달여서 2일에 나누어 먹는다.

5. 간암

재료	복용방법
느릅나무 뿌리	느릅나무 뿌리의 껍질을 벗겨서 따뜻한 물에 담가 두면 미끈한 액이 나오는데, 이 액을 달여서 마신다.
꾸지뽕나무	꾸지뽕나무를 달여서 마신다.

6. 숙취

재료	복용방법
감, 녹차	감을 먹거나 진한 녹차를 마시면 속이 차츰 풀린다.
대나무잎	맥주를 과음했을 때는 대나무잎 12~13장을 포개어 잘게 썰어서 물 3홉으로 반쯤이 되게 달인 것을 하루 동안에 몇 차례 나누어 마신다.
배추씨	배추씨를 찧어서 냉수에 넣어 마신다.

오이	오이를 찧어서 즙을 내어 마신다.
콩	검은콩 1홉에 물 3홉을 붓고 반이 되게 달여서 하루 동안 몇 차례 마시면속이 풀린다.
쌀	말린 쌀을 갈아 물에 타서 마신다.
부추뿌리	부추 뿌리를 달여서 마신다.
칡뿌리	말린 칡뿌리를 달여서 마신다.

7. 황달

재료	복용방법
국화	국화를 달여서 마신다.
난초뿌리	난초뿌리를 찧어서 생즙을 내어 마신다.
닭똥풀	닭똥풀을 달여서 복용한다.
노간주나무 열매	노간주나무 열매를 달여서 마신다.
감자	감자를 갈아서 즙을 내어 마신다.
구렁이밤나무	구렁이밤나무 잎과 줄기를 달여서 하루에 3컵 정도 마신다.
결명자	결명자를 진하게 달여서 계속 마신다.
거장풀	거장풀을 취침 전에 먹는다.
맹감나무 뿌리	맹감나무 뿌리를 달여서 마신다.
돌나물	돌나물 한줌을 1일분으로 즙을 내어 마신다.
돌미나리	돌미나리를 찧어서 생즙을 내어 마신다.

산딸기 뿌리	산딸기 뿌리를 달여서 1일 3회 마신다.
약쑥	약쑥을 달여서 마신다.
오배자(五倍子)	오배자를 달여서 마신다.
쑥뿌리, 치자나무 열매, 옥수수수염, 감나무뿌리 말린 것	재료를 달여서 마신다.
참외꼭지	말린 참외꼭지를 분말로 만들어 콧속에 불어넣는다.
인진쑥, 질경이	재료를 달여서 하루에 3번 나누어 마신다.
제비꽃줄기	제비꽃줄기를 삶아서 마신다.
찔레꽃, 참맹감나무 뿌리	재료를 달여서 마신다.
꾸찌뽕나무 뿌리	꾸지뽕나무 뿌리를 삶은 물로 식혜를 만들어 먹는다.
지네고사리	지네고사리를 삶아서 마신다.
사철쑥	사철쑥을 8월에 베어 말린 후 달여서 공복에 마신다.
산나무뿌리, 참취(취나무) 뿌리	재료를 찧어 즙을 내어 마신다.
두릅나무	두릅나무를 달여서 마신다.
먹대왈 나무	먹대왈 나무를 달여서 마신다.
마디풀	일명 편축(扁蓄)이라고도 하는데, 전초(全草)를 달여서 마신다.
무	무를 찧어서 즙을 내어 마신다.

밤송이	밤송이를 달여서 마신다.
미나리	미나리를 찧어서 생즙을 내어 마신다.
맥문동(麥門冬)	맥문동을 달여서 공복에 마신다.
인진(茵蔯)쑥 (사철쑥의 어린 잎)	인진쑥을 찧어서 즙을 내어 마신다.
오이꼭지	오이꼭지를 말린 후 가루로 만들어 콧속에 불어넣는다.
율무 뿌리	율무의 뿌리를 달여서 수시로 마신다.
우렁이	우렁이를 삶아서 먹는다.
석류	석류를 껍질째 4등분하여 달여서 마신다.
취뿌리	취뿌리를 찧어서 즙을 내어 마신다.
하늘타리씨	하늘타리씨를 진하게 달여 마신다.
황달초	황달초를 달여서 마신다.

8. 담석증

재료	복용방법
해바라기 씨	해바라기 씨를 까서 장기간 먹는다.
참싸리나무	참싸리나무 삶은 물로 식혜를 만들어 먹는다.

9. 알코올중독

재료	복용방법
제비똥, 막걸리	제비똥을 갈아 막걸리에 타서 마신다.
오이	오이를 날로 먹거나 즙을 내어 마신다.
오리나무잎	오리나무잎을 달여서 수시로 마신다.

제15장
생약요법

1. 급성간염(急性肝炎)

재료	귀경	복용방법
목적(木賊 : 속새의 지상부 전초)	간경과 담경에 귀입하는 약물에 속하며	말려서 잘게 썬 것을 물에 달여서 나누어 식후에 복용한다.
소계(小薊 : 조뱅이의 전초)	간경에 귀입하는 약물이며	마르고 신선한 것을 끓여 달이거나 짓찧어 즙을 내어 복용한다.
백모근(白茅根 : 띠뿌리), 백출(白朮 : 흰삽주의 뿌리줄기)	백모근은 간경과 위경에 귀입하는 약물이며	마른 것을 함께 물에 달여 나누어 복용한다. 황달이 있으면서 몸이 붓고 소변이 잘 나오지 않는데 좋다.

차전자(車前子 : 질경이 씨), 사간(射干 : 범부채의 뿌리줄기), 구맥(瞿麥 : 패랭이 꽃)	차전자는 간경과 폐경에 귀입하며 사간은 간경, 심경, 비경에 귀입하는 약물로	차전자 마른 것 40g, 사간 마른 것 12g, 구맥 20g을 달여서 나누어 복용한다.
진주초(珍珠草 : 여우구슬의 전초)	곡정초라고 하며, 간경과 위경에 귀입하는 약물이며	마른 것을 물에 달이거나 짓찧어서 생즙을 내어 나누어 복용한다.
포공영(浦公英: 민들레의 전초), 차전자(車前子: 질경이 씨)	포공영은 간경과 위경에 귀입하는 약물이며	포공영 신선한 것을 짓찧어서 즙을 내어 나누어 식간에 복용하거나 마른 것과 차전자 같은 양을 함께 물에 달여서 1일 3회 식간으로 복용한다.
첨과체(甛瓜蔕 : 참외꼭지)	비경과 위경에 기입하는 약물이며	참외꼭지와 적소두(末小豆)를 함께 물에 달여서 1일 3회 나누어 식간에 복용한다. 이는 전염성 간염에 좋다.
울금(鬱金), 우담(牛膽 : 소의 쓸개)	간경, 심경, 폐경에 귀입하는 약물이며	울금가루 50g에 우담 100g을 섞어 반죽하여 환을 지어 1.5~2g씩 1일 3회 식후 1시간에 복용한다.
자단향(紫丹香 : 향나무의 심재), 구담즙(狗膽汁 : 개쓸개)	자단향은 비경, 위경, 폐경에 귀입하는 약물이며	자단향 마른 것을 태워서 가루로 하여, 구담즙 10개를 넣고 반죽해서 콩알 크기로 환(丸)을 지어서 1회에 한 개씩 3회 식후 1시간에 복용한다.

인진(茵蔯 : 사철쑥 더위지기의 지상부 전초), 백출(白朮 : 흰삽주의 덩이뿌리)	인진은 간경과 비경 그리고 방광경에 귀입하는 약물이며	인진 마른 것과 백출 마른 것을 같은 양으로 하여 잘게 썰어 물에 달여 농축해서 1일 3회 식후 1시간에 복용한다.
포공영(蒲公英 : 민들레의 전초), 인동등(忍冬藤 : 인동덩굴의 줄기와 잎), 시호(柴胡 : 참시호의 뿌리), 인진(園陳), 치자(梔子 : 치자나무의 익은 열매), 울금(鬱金) 복령(茯苓), 천명정(天名精 : 담배풀의 전초)	포공영은 간경과 위경에 귀입하며, 인동 등은 간경, 위경, 심경에 귀입하며, 시호는 간경, 담경, 삼초경, 심포경에 귀입하며, 인진은 간경, 비경, 방광경에 귀입하며, 치자는 심경, 간경, 폐경, 위경, 삼초경에 귀입하며	포공영 마른 것과 시호 마른 것, 치자 마른 것, 울금, 복령을 함께 물에 달여서 1일 3회 식간에 복용한다. 이는 급성간염에 좋다. 이외에도 포공영근(민들레 뿌리) 마른 것, 천명정 마른 것을 함께 물에 달여서 1일 3회 나누어 복용하기도 한다. 이는 급성간염에 더욱 좋다.

2. 만성간염(慢性肝炎)

재료	귀경	복용방법
감부리(甘富利 : 컴프리의 전초)		마른 것을 물에 달이거나 짓찧어 생즙을 내서 1일 2~3회에 나누어 복용한다.

소계(小薊 : 조뱅이의 전초)	간경과 비경에 귀입하며	마른 것을 물에 달여서 1일 3회에 나누어 식후 1시간에 복용한다.
오미자(伍味子 : 오미자나무의 익은 열매)	폐경과 신경에 귀입되며	오미자를 곱게 가루로 만들어 1일 3회 식후 1시간에 복용한다.
웅담(熊膽 : 곰쓸개)	간경, 담경, 심경에 귀입하며	웅담 말린 것을 곱게 가루로 만들어 1회에 0.2g씩 1일 2회 식간에 복용한다.
청상자(青箱子 : 개맨드라미 씨)	간경에 귀입하며	청상자를 물에 달여 1일 2~3회 나누어 식후 1시간에 복용한다.
우담(牛膽 : 소의 쓸개), 또는 저담(猪膽 : 돼지 쓸개)		우담 또는 저담즙을 말려 곱게 가루 낸 것을 1회에 0.5g씩 1일 3회 식후 1시간에 복용한다.
당귀(當歸)	간경, 섬경, 비경에 귀입하는 약물이며	마른 것을 잘게 썰어 물에 달여서 찌꺼기를 짜버린 뒤 농축하여 환을 지어 1일 2, 3회 2~3개월 동안 복용한다. 이는 오래된 간염, 간경화에 좋다.
인진(茵蔯 : 사철쑥, 더위지기의 지상부 전초), 복숭아나무 뿌리, 고삼(苦參 : 너삼 뿌리)	간경, 비경, 방광경에 귀입하며	인진 마른 것과 복숭아나무 뿌리 마른 것, 고삼 마른 것을 함께 물에 달여서 1회 100ml씩 1일 3회 식간에 복용한다.

3. 간경변증(肝硬變症 : 간경화증)

재료	귀경	복용방법
대극(大戟 : 버들옻의 뿌리)	비경, 폐경, 신경에 귀입하며	대극 마른 것을 곱게 가루로 만들어 약한 불에 볶아서 캡슐에 넣어 1회에 0.6~0.8g을 2일 또는 3일에 1회씩 7~8회, 다음 1주일 동안 쉬었다가 증상을 보아가면서 다시 복용한다.
생강(生薑)	폐경, 비경, 위경에 귀입하며	생강 신선한 것을 짓찧어 약보자기 주머니에 넣고 물을 부어 진하게 달여 타월이나 거즈를 축여서 간(肝) 부위에 습포를 하는데, 환처가 벌겋게 될 정도로 하는 것이 좋다. 이는 간경화증(肝硬化症)의 초기에 좋다.
옥촉수(玉蜀鬚 : 옥수수수염). 차전자(車前子 : 질경이 씨)	간경, 담경, 방광경에 귀입하며	옥촉수 마른 것과 차전자를 물에 달여 1일 3회에 나누어 식후에 복용한다.
오공(蜈蚣 : 왕지네), 달걀, 설탕	간경에 귀입하며	오공 마른 것 2마리를 곱게 가루로 만들어 날달걀 1개에 개어 설탕 30g과 물 200ml로 반죽하여 찜통에 쪄서 복용한다. 이는 한번 복용량으로 하루 건너 한번씩 복용한다.

재료	귀경	복용방법
노근(蘆根 : 갈대의 뿌리)	폐경과 위경에 귀입 하 는약물이며	노근 마른 것을 물에 달여서 1일 3회에 나누어 식후 1시간에 복용한다.

4. 간암(肝癌)

재료	귀경	복용방법
두꺼비, 막걸리	심경, 위경에 귀입 하며	살아있는 두꺼비 3마리에 막걸리 250ml를 넣고 달여 막걸리가 끓기 시작한 뒤 30분 있다가 두꺼비를 건져 내고 막걸리를 식혀 두었다가 1일 3회에 매회 10ml씩 복용하되 1개월을 주기로 복용하고 3일간 휴식하였다가 재차 복용하되 3개월 정도 한다.
반변련(半邊蓮 : 수염가래꽃의 전초). 백화사설초(白花蛇舌草 : 백운풀의 전초). 반지련(半技蓮 : 칫솔골무꽃의 전초)	반지련은 폐경, 위경, 간경에 귀입 하며	반변련 마른 것을 물에 달여 1일 3회에 나누어 복용하며 신선한 것을 짓찧어서 환처에 붙이기도 한다. 또는 반변련 마른 것에 백화사설초 마른 것과 반지련 마른 것을 함께 물에 달여 1일 3회에 나누어 복용한다.

와송(瓦松 : 바위솔의 전초)	간경과 폐경에 귀입하며	와송 마른 것을 물에 달이거나 짓찧어서 그 즙액을 1일 3회에 나누어 복용한다.
섬수(蟾酥 : 두꺼비 말린 것), 밀가루	심경과 위경에 귀입하며	섬수를 곱게 가루낸 것 100g과 밀가루 30g을 섞어 콩알 크기로 만들어 한번에 5~7개씩 1일 3회 복용한다.
삼백초(三白草 : 삼백초의 전초)		삼백초 마른 것을 물에 달여서 1일 3회에 나누어 마신다.
반지련, 백화사설초	반지련은 폐경, 위경, 간경에 귀입하며	반지련 마른 것과 백화사설초 마른 것을 함께 물에 달여 1일 3회에 나누어 복용한다.
제조(蠐螬 : 굼벵이), 밀기울	간경에 귀입하며	제조를 밀기울과 함께 볶아서 밀기울을 제거한 것을 물에 달여서 1일 3회에 나누어 복용한다.
인진(茵蔯 : 사철쑥, 더위지기의 지상부 전초)	간경, 비경, 방광경에 귀입하며	인진 마른 것을 물에 달여 1일 3회 나누어 복용한다.

5. 황달(黃疸)

재료	귀경	복용방법
익모초(益母草 : 암눈비앗의 전초)	간경과 심포경에 귀입하며	익모초 신선한 것을 짓찧어서 낸 생즙을 소주잔 한 잔 분량을 막걸리 한 사발에 타서 복용한다.
인진(圍陳 : 사철쑥, 더위지기의 지상부 전초), 금전초(金錢草 = 連錢草 : 김병 꽃풀의 전초), 해금사(海金沙 : 실고사리의 포자)		인진 마른 것과 금전초 마른 것 해금사를 함께 물을 넣고 달여 1일 2~3회 나누어 식간에 복용한다. 대개 1~2주일 정도 복용하면 자각증상이 없어진다.
첨과(甛瓜 : 참외 익은 것) 혹은 무, 첨과체(甛瓜蒂 : 참외꼭지)	비경과 위경에 귀입하며	첨과 혹은 무 날것을 많이 복용하면 좋다. 또는 첨과체 마른 것을 곱게 가루로 만들어 콧구멍에 불어넣으면 누런 콧물이 나오면서 치유된다.
편축(萹蓄 : 마디풀의 전초), 인진(茵蔯)	방광경에 귀입하며	편축 마른 것과 인진 마른 것을 물에 달여서 1일 3회 나누어 식간에 복용한다.
포공영(蒲公英 : 민들레의 전초), 인진, 시호(柴胡 : 참시호의 뿌리), 치자(치자나무의 익은 열매), 울금(鬱金), 복령(茯笭)	포공영은 간경과 위경에 귀입하며	포공영 마른 것과 인진 마른 것, 시호 마른 것, 치자 마른 것, 울금 및 복령을 물에 달여서 1일 3회 식간에 복용한다.

해금사초(海金沙草 : 실고사리의 전초)	소장경, 방광경에 귀입하며	해금사초 마른 것을 물에 달여서 1일 3회에 나누어 식간에 복용한다.

6. 담낭염(膽囊炎)

재료	귀경	복용방법
만다라엽(曼陀羅葉 : 독말풀의 잎)	폐경에 귀입하며	만다라엽 마른 것을 곱게 가루로 만들어 1회에 0.03g씩 1일 3회에 복용한다.
금전초(金錢草=運錢草 : 긴병꽃풀의 전초)	심경과 간경에 귀입하며	금전초 마른 것을 물에 달여서 1일 3회 식후 1시간에 복용한다.
포공영(蒲公英 : 민들레의 전초), 인동등(忍冬藤 : 인동덩굴의 줄기와 잎)	간경과 위경에 귀입하며	포공영 마른 것을 물에 달이거나 짓찧어서 즙을 내어 1일 2~3회에 나누어 식간에 복용하거나 여기에 인동등 신선한 것을 배합하여 짓찧어 생즙을 내어 복용하면 더욱 좋다.
봉출(蓬朮), 애엽(艾葉 : 약쑥, 참쑥, 황해쑥의 잎)	봉출은 간경과 비경에 귀입하며	봉출과 애엽 마른 것을 함께 물에 달여서 1일 2~3회에 나누어 복용한다.
백굴채(白屈菜 : 애기똥풀의 전초)	폐경, 위경, 대장경에 귀입하며	백굴채 마른 것을 물에 달여서 1일 3~4회에 나누어 복용한다.

7. 담낭, 담도결석(膽囊, 膽道結石)

재료	귀경	복용방법
해금사초(海金沙草 : 실고사리 전초)	소장경, 방광경에 귀입하며	해금사초 마른 것을 물에 달여서 1일 3회에 나누어 식간에 복용한다.
금전초(金錢草=運錢草 : 김병꽃풀의 전초)	간경과 심경에 귀입하며	금전초 마른 것을 물에 달여 1일 3회에 나누어 식후 1시간에 복용한다.
백화사설초(白花蛇舌草 : 백운풀의 전초), 인진(園購 : 사철쑥, 더위지기의 지상부전초), 금전초(金錢草= 蓮錢草 : 긴병꽃풀의 전초)	백화사설초는 심경과 간경 그리고 비경에 귀입하며	백화사설초와 인진, 금전초 마른 것을 함께 물에 달여 1일 2회로 나누어 식간에 복용한다.
백작약(白芍藥 : 흰함박꽃의 뿌리), 감초	간경과 비경에 귀입하며	백작약 마른 것과 감초를 함께 물에 달여 1일 2~3회에 나누어 식간에 복용한다.
우담(牛膽 : 소의 쓸개), 대황(大黃)	대황은 간경, 위경, 대장경에 귀입하며	우담 100g에 대황가루 7g을 섞어 반죽해서 환을 지어 1회 1.5~2g씩 1일 3~4회 복용한다.

8. 담낭암(膽囊癌)

재료	귀경	복용방법
인진(茵蔯 : 사철쑥, 더위지기의 지상부 전초)	간경, 비경, 방광경에 귀입하며	인진 마른 것을 물에 달여 1일 3회에 나누어 복용한다.
백굴채(白屈菜 : 애기똥풀의 전초)	폐경, 위경, 대장경에 귀입하며	백굴채 마른 것을 물에 달여 1일 3회에 나누어 식후 1시간에 복용한다.
과루근(瓜蔞根 : 하늘타리 덩이뿌리), 과루실(瓜蔞實 : 하늘타리의 익은 열매)	폐경, 위경, 대장경에 귀입하며	과루근 말린 것을 물에 달여 1일 3회에 나누어 복용하거나 과루실 마른 것을 물에 달여 1일 3회에 나누어 복용한다.

제16장
녹즙요법

　과일이나 야채의 생즙이 좋다는 것은 너무나 잘 알려져 있는 사실이다. 그 이유는 신선한 야채 속에는 베타카로틴이나 비타민류 그리고 미네랄 등이 풍부하게 함유되어 있기 때문에 각자의 여건이나 체질에 맞추어 마신다면 간장조직이 보다 빠르게 회복될 수 있게 도와주는 녹즙요법이 되기 때문이다. 또, 녹즙은 각자의 그릇된 영양이나 식사의 불균형을 개선시켜 줄 수 있는 방법이 되며 뿐만 아니라 보다 나은 완전한 식사로서 건강을 증진시켜 질병의 근본적인 치료에도 그 목적이 있다고 본다.

　일본에서는 한때 보리 새싹을 건조하여 그것을 가루로 만들어 1일 2회씩 일정하게 복용하였더니 피부에 탄력이 생기고 머리카락이 윤기가 나면서 체질이 현저하게 좋아졌다고 하여 유행한 적이 있다. 그렇다면 녹즙요법은 보리 새순보다도 더 신선도에서 뛰어나기 때문에 보다 효과적이라고 생각된다.

녹즙의 재료를 선택할 때는 몇 가지 주의점을 염두에 두어야 한다. 그것은 독성이 없어야 하고 청정하여야 하며 재질이 좋아야 하겠다. 또, 먹기에 역하지 않고 맛이 있어야 하며, 싱싱한 것으로 항상 양이 충분하여 1년 내내 구입할 수 있는 것으로 하면 된다.

(1) 돌미나리

우리나라를 비롯하여 만주, 인도, 동남아시아 등지에서 야생 및 자생한다. 미나리과의 다년초이며 연못이나 습지 등에서 나는데 30cm의 크기이며 비타민 A, B, C 등이 들어 있으며 칼슘, 철 등의 무기질이 풍부하다. 약효로는 알칼리성이 강해 혈액이 산성화되는 것을 막아주며 피를 맑게 하는 청혈, 지혈, 보혈, 이담, 이뇨의 작용이 있으며 주독(酒毒)을 제거하며 설사에도 이용이 된다. 특히 황달과 간장병에 좋다고 알려져 있다. 고혈압인 경우에 꾸준하게 생즙으로 마시면 혈압이 내려가는 작용이 있어 일정한 효능이 있다.

식욕을 돋구어주며 장의 윤장활동을 자극하여 변비를 없애 주기도 한다. 토사가 심할 때에는 돌미나리 삶은 물을 마시면 좋은 효과를 얻을 수 있다. 간경화 환자에게는 돌미나리 즙을 1년 이상 장기간 복용하여 좋은 결과를 얻은 경우가 많이 있다. 미나리즙을 만들 때는 미나리 뿌리를 떼어내고, 깨끗이 잘 다듬어 여러 번 흐르는 물에 씻은 다음, 양배추에 싸서 즙을 만들어 마시는 방법도 좋겠다.

(2) 돌나물

돌나물과의 다년초이며 들에나 산록의 습지에 나는데 늦봄에 노랑꽃이 핀다. 어린 잎과 줄기는 식용으로 이용하며, 돌나물즙은 해독제로 많이 이용되고 있다. 혈액을 맑게 하며 해독작용을 하고 이뇨작용이나 지혈작용이 있으며, 소화작용에도 효능이 있다. 특히 간 기능을 촉진시키며 눈을 맑게 하고 고혈압에도 일정한 효과가 있다.

(3) 부추

달래과의 다년초이다 봄에 작은 인경에서 선상육질의 잎이 나온다. 생명력이 강하여 잘라내도 다시 자란다. 마늘 다음으로 정력에 좋은 채소로 여겨져 왔다. 주성분은 비타민 C가 풍부하고 B도 있어서 비타민원인 동시에 여러 가지 효소를 많이 포함하고 있다. 독특한 냄새의 성분은 황화아딜이며 이것이 몸에 흡수되면 자율신경을 자극하여 에너지 대사를 높인다. 이러한 효능이 있어서 몸을 따뜻하게 하기도 한다.

부추의 약효는 빈혈치료에도 좋은 효과가 있으며, 살균작용과 정장작용이 있고 이질과 복통에 효과가 있다. 위가 거북할 때, 변비, 냉증, 감기의 예방에도 효과가 있다. 설사에는 부추를 넣은 된장찌개나 국을 먹으면 효과가 있다. 그리고 위가 거북하거나 임신으로 입덧이 심할 때 짓찧어서 짠 즙을 마시면 좋다. 혈액순환을 원활하게 하기 때문에 어혈을 푸는 효능도 있고, 타박상으로 부은 곳이나 동상이나 피가 날 때 상처 부위에 짓찧어서 즙을 바르면 효과가 있다.

주의를 요한다면 과민성 체질인 자가 즙으로 너무 많이 마시면 설사를 할 수도 있으니 체질에 따라 주의를 요한다. 부추즙은 간 기능이 약한 사람에게는 간 기능을 보강시켜준다. 부추를 고를 때는 잎이 짙은 녹색으로 살이 두껍고 너비가 넓은 것이 좋으며 곧게 쭉 뻗은 것을 고른다.

(4) 씀바귀(고들빼기)

씀바귀는 국화과에 속해 있고 1년생 혹은 다년생 초본으로 우리나라 야산에 자생하고 있다. 길이는 25~50cm 정도이고. 5~7월경에 황색이나 백색의 꽃이 핀다. 봄에 씀바귀를 많이 먹으면 여름에 더위를 쉽게 이긴다는 말이 있듯이 입맛을 돋우며 피부에 나는 종기 등을 미리 예방하고 치료한다. 씀바귀의 효능은 악성종기, 소변에 피가 날 때, 편도선, 치질 등에 효과가 있으며, 눈을 맑게 하고 황달이나 간염 등에도 효능이 있다. 또 혈액순환 장애에도 좋은 효과가 있다.

(5) 케일

가제식 모양의 식용식물로 겨자과에 속하며, 여러 형태의 양배추 종류로부터 파생되었다. 주요성장 기간에는 60cm 정도 자란다. 케일은 주로 가을과 겨울이 수확기인데 시들지 않아야 하고 색깔은 진한 청록색을 띠고 있는 것이 좋다.

케일의 주성분은 베타카로틴을 가장 풍부하게 함유하고 있으며 비타민 A, Bl, C. D와 칼슘, 마그네슘, 나트륨, 칼륨 등 미네랄도 풍부하다. 케일은 간장질환에 효능이 있으며, 고혈압, 당뇨, 위나 십이지장 궤양, 신장염 등에 많이 이용되고 있다. 또, 흡연을 많이 하는 사람이 케일 즙을 마시면 호흡기 질환을 예방할 수 있고 치료에도 응용된다.

(6) 신선초 (명일엽)

신선초는 미나리과에 속하는 다년생 풀로 lcm 정도 크며, 잎과 줄기를 잘 보면 담황색의 액이 나온다. 신선초는 어린 싹과 어린 잎, 꽃봉오리 등을 식용으로 이용하며, 녹즙의 대명사처럼 되어 있는 식물이다.

신선초의 성분은 단백질, 당질, 섬유질, 칼슘, 인, 철, 비타민 B2, C 등이 함유되어 있으며, 특히 향이 바다 냄새와 같은 것을 느끼게 한다. 신선초의 효능을 살펴보면 산소공급이 원활하기 때문에 혈액과 세포의 불순물을 정화하면서 번식력이 강하며 강장작용이 있다. 예로부터 불로장수의 신비한 약초라 하여 귀하게 여겨 왔으며, 생명력을 강하게 하는 효능이 있다.

(7) 무

무는 십자화과에 속해 있어서 서부아시아를 중심으로 재배되어 오고 있다. 우리나라에서는 재래종과 유럽계와 중국계, 일본계의 무가 재배되고 있으며, 무의 주성분은 수분이 93%이고 지방, 단백질, 당질, 섬유질, 칼슘, 인, 비타민 C 등이며, 아린 성분 때문에 매운맛이 난다.

무는 매운맛과 단맛이 함께 느껴지며 무 껍질에 비타민 C가 무 속보다 2.5배 정도 많이 들어 있기 때문에 껍질을 벗기지 않고 사용하는 것이 더 효과적이다. 무잎에도 비타민 A와 B, C가 많이 들어 있으며, 그 성분을 살펴보면 단백질, 당질, 섬유질, 칼슘, 인, 철, 비타민 B2, C 등이 함유되어 있다.

무에는 디아스타제 등의 소화효소가 많이 포함되어 있어 즙으로 마시면 과식, 숙취, 식중독, 각기 부종 등에 효과가 있다. 또 입으로 물고 있거나 바르는 약으로 사용하면 구강염, 피부암에 탁월하다. 기침과 감기, 두통, 목이 쉬었을 때 무즙을 꿀에 타서 마시면 효과적이다. 코가 막혔을 때 무를 갈아 즙을 내어 코에 넣어도 효과적이다.

기침을 할 때는 무와 엿을 혼합물로 병속에 가득 채워 1개월쯤 지나 무가 쭈글쭈글해지면 무를 버리고 그대로 저장해 두었다가 마신다. 주의할 점은 무즙을 만들 때 잎과 뿌리, 껍질을 함께 사용하는 것이 효과면에서 더욱 좋다.

(8) 알로에

우리나라에서 볼 수 있는 알로에는 나무칼 알로에라고 부르며, 원산지는 남아프리카이다. 그러므로 따뜻한 곳에서 자라며 나무칼 알로에는 유리과에 속하며, 키가 작고 잎이 두터운 식물로 잎사귀의 가장자리에 가시가 있다. 키는 보통 1~2m이다. 성분은 설사에 좋고 위장을 튼튼하게 하며 예로부터 알로에는 모든 병에 효과가 있다고 하였다. 위산과다, 위, 십이지장궤양, 간장병 및 암 등에도 활용한다.

『본초강목』에는 알로에를 노회라고 하여 고한무독이라고 하여 몸에 열이 있어 괴롭거나 가슴에 열이 있을 때 이용하며, 눈을 맑게 하고 마음을 진정시키고 어린 아이의 간질, 경련에 좋으며 짜증이 심한 어린이, 치질 등에도 이용한다. 또한 해독작용이 있어 파두중독을 치료한다고 되어 있다. 다만 알로에는 모든 병에 효과가 있는 만병통치약으로 알아서는 곤란하다. 주의점은 그 성분이 냉하므로 냉한 사람이 장기 복용하면 설사와 복통을 일으킬 수 있기 때문에 평상시 배가 차게 느껴지는 사람에게는 맞지 않는다.

(9) 아스파라거스

원산지는 소아시아와 유럽이며, 기원전 200년경부터 그리스에서 약용으로 이용되었다. 백합과에 속하는 식물로 신진대사를 활발하게 하고 뇌를 맑게 한다. 비교적 강력한 이뇨작용이 있으며, 특히 요산의 배설량을 증가시킨다. 통풍, 류머티즘,

피부 및 모발의 공급에 좋다.

아스파라거스에 포함된 비타민의 판토텐산은 지방, 당분의 대사에 필요한 효소와 부신피질의 재료도 된다. 아스파라거스의 즙과 홍당무즙을 섞어 이뇨제로 쓰면 좋다. 그리고 당뇨병, 빈혈에도 이용하며 류머티즘, 전립선 장애에도 효과가 있는 것으로 알려져 있다. 일반적으로는 야채류는 알칼리성 식품이지만 아스파라거스는 산성식품이므로 녹즙을 마시기 전에 선택을 잘하여야 한다.

(10) 양배추

양배추는 원산지가 유럽이며, 네덜란드 사람에 의해 동양에 전해졌고 1860년경부터 본격적으로 보급된 것으로 추정된다. 양배추는 아브리나과에 속하는 식물로 원래 동양에는 없었던 야채이다. 양배추의 맛을 내는 것은 풍부한 염기성 아노스산, 리진, 히스티진, 알기닌, 아스파라긴 등에 의한 것으로 알려져 있다. 신선한 양배추에는 달타민도 많이 함유되어 있으며, 이런 아미노산은 곡류에서의 결핍을 보완해 준다. 일반적으로 양배추에는 비타민 C가 풍부하며 비타민 A도 함유되어 있다. 그 외에 단백질, 당질, 칼슘, 인, 철, B1, B2, C 등 외에 E, K, U 등의 특수한 비타민류가 포함되어 있다. 약효는 혈액을 선선하게 하고 체질을 강하게 하여 질병에 대한 저항력을 높여준다. 약효는 궤양이나 변비에 탁월한 효과가 있기 때문에 양배추 생즙이 위와 십이지장궤양에 놀라울 만큼 큰 효과가 있다. 그러나 먹고 나면 장에 가스가 차는 것이 단점이어서 유럽에서는 야채샐러드로 많이 이용하지 않는 것이 특징이다.

 (11) 오이

　오이는 우리나라 어디에서나 여름철에 흔하게 볼 수 있는 야채로 몸을 차게 하는 성질이 있기 때문에 여름철에 더위를 식혀주는 훌륭한 식품이다. 오이의 쓴맛을 내는 것은 쿠쿨피타신이라고 하는 탄수화물이다. 오이의 구성 성분은 수분이 대부분이며, 칼슘과 인이 풍부하고 비타민 B, C가 풍부하여 신장염이나, 신장염으로 인한 부종에 효과가 있다. 특히 몸의 열을 내리게 하고 갈증을 없애주며 이뇨작용이 있다. 잎은 즙으로 하여 발모제로도 이용되며 덩굴은 끓여서 마시면 각기병 치료에 효과가 있다.

　오이의 효능은 고혈압, 체내의 요산을 배설하여 주독을 제거하고 피부에 영양을 주며 손톱이 갈라진 데도 효능이 있다. 쿠쿨피타신에는 여러 종류가 있는데, 그 중 일부는 항종양성 작용이 있어 독성을 없앤다고도 한다. 이 쿠쿨피타신은 오이 꼭지 부위에 많이 들어 있는데 물에 잘 녹지 않고 열에도 강하기 때문에 쓴맛을 제거하려면 이 부분을 잘라버리는 수밖에 없다.

　오이에 대한 주의점으로는 오이는 체질이 냉한 사람이 많이 복용하면 복통을 일으킬 수 있다. 특히 위장이 차고 장이 냉하여 설사를 일으킬 수 있는 음(陰) 체질을 갖고 있는 사람이라면 신중히 선택하는 것을 잊지 말아야 한다.

(12) 우엉

우엉은 국화과에 속한 2년생 초본이다. 한의학에서는 우엉 씨를 우방자, 대력자라고 부르기도 한다. 야생 우엉은 유럽, 시베리아, 중국 등에 고루 분포되어 있으며, 봄에 씨를 뿌려 겨울에 캐내게 되는데 주로 뿌리를 이용한다.

우엉의 성분은 단백질, 당질, 섬유질, 칼슘, 인, 비타민 B1, B2, C 등으로 구성되어 있다. 우엉의 약효는 변비와 당뇨에 효과가 있으며, 꾸준히 먹으면 항암작용이 있어서 암 예방에도 도움이 된다. 가래가 목에 붙어 있는 것같이 느껴질 때는 우엉 뿌리를 즙을 내어 마시면 효과가 있다.

특히 우엉은 혈액순환과 신진대사에 있어서 나쁜 피를 걸러주며 혈관을 튼튼하게 하는 효능이 있고 또한 중풍 예방에도 일정한 효과가 있다. 만성 변비에도 좋을 뿐만 아니라 혈당을 강하하는 작용이 있어서 당뇨병에도 좋다.

우엉 즙을 복용할 때 주의할 점은 아토피성 피부염이나 습진 등이 있는 사람이라면 피하는 것이 좋다.

(13) 감자

감자는 가짓과에 속해 있으며, 우리나라에서는 강원도와 함경남북도에서 생산된 것이 유명하고, 전국 각지에서 재배되고 있다. 원산지는 남아메리카 칠레라고 하며, 감자의 구성 성분은 단백질, 당질, 섬유질, 칼슘, 인, 비타민 B1, B2, C 등을 함유하고 있다. 감자의 효능에는 비타민 C가 풍부한 저칼로리 식품으로 위궤양과 천식 등에 효과가 크다.

특히 감자즙은 자극을 주지 않으면서 변비에 탁월한 효과가 있으므로 많이 이용하고 있다. 타박상에 감자를 갈아서 밀가루와 식초를 약간 넣어 두껍게 붙여도 좋다. 또 양파를 넣은 감자수프는 체력을 회복시키며. 유아의 영양실조와 설사병에도 효과가 있고, 습진 등 알레르기 질환에도 이용된다. 특히 감자의 껍질 부분과 파란 부분 그리고 감자눈에는 '솔라닌'이란 독소가 함유되어 있어 도려내서 버리고 사용해야 하며, 그냥 이용하면 설사나 복통을 일으킬 수도 있다. 그러나 감자즙은 위에 자극이 없고 변비에 효과가 탁월하므로 많은 이용이 있었으면 좋겠다.

(14) 양파

양파는 백합과의 식물로 원산지는 지중해 동쪽 해안인 서아시아인데, 동양에 전파된 것은 얼마 되지 않은 것으로 되어 있으며, 북미에서 들어온 것으로 알려져 있다. 양파의 구성 성분은 단백질, 당질, 칼슘, 인, 비타민 B1, B2, C를 함유하고 있다. 독특한 매운맛과 자극적인 냄새는 파와 마늘에도 들어 있는 유화알릴이라는 성분 때문이다.

양파를 썰 때 눈물을 흘리게 하는 성분은 아틸로 프로피온 알데히드가 원인이며, 이것이 알코올과 케톤 등과 함께 작용하기 때문인 것으로 밝혀졌다. 약효는 근육의 피로를 풀어주며 불면증, 발모

제, 설사, 출혈, 중풍, 혈압강하, 피를 맑게 하는 등의 효과가 있다.

또, 땀을 나게 하며 감기 등에도 일정한 효과가 있다. 그리고 당뇨병 예방과 치료에도 좋다. 양파즙을 우유에 타서 마시거나 껍질을 달여서 마시면 고혈압과 동맥경화 예방도 된다. 스테미너를 위해선 생것이 가장 좋다. 삶거나 기름에 볶으면 효과가 반감된다. 양파는 비타민 B1 부족에서 오는 피로와 식욕부진, 불면, 정신불안, 정력감퇴 등에 효과적이다.

특히 양파는 신경을 자극하여 소화액의 분비를 도와 신진대사를 활발하게 해주고 비타민 B1의 흡수를 돕는 작용을 한다. 양파의 비타민 B1 함유량은 얼마 되지 않지만 양파 속에 포함되어 있는 유화 알칼리와 결합하여 매우 흡수력이 높아지기 때문에 근육노동 후에 양파를 먹으면 피로감을 훨씬 줄일 수 있다. 양파는 즙보다도 식초를 뿌리고 난 다음에 된장에 찍어 먹는 방법이 더 용이하다. 양파를 고를 땐 육질이 단단하고 껍질이 잘 건조된 것을 선택하는 것이 요령이다.

(15) 토마토

토마토는 가짓과에 속한 1년생 초본으로서 원산지가 남아메리카로 되어 있다. 1년 내내 먹을 수 있으나 여름에 가장 맛이 좋은 식품이다. 구성 성분은 비타민 A가 되는 카로틴 외에 비타민 B와 C도 포함되어 있고, 단백질, 지방, 당분, 구연산 등도 함유하면서 칼슘이 풍부하다.

토마토의 효능은 지방의 소화를 촉진시켜 주기 때문에 비만이거나 고혈압인 사람에게는 훌륭한 식품이 된다. 청혈 해독작용이 있으며 양혈평간(涼血平肝)의 작용이 있기 때문에 피를 맑게 한다. 이러한 작용 때문에 수험생들에게 토마토를 많이 먹게 하면 그만큼 뇌 발육을 촉진시키며 기억력을 증진시키므로 공부하는 데 더없이 좋은 식품이다.

최근에는 토마토가 폐암과 전립선암에 상당한 효과가 있다는 학계의 보고도 있다. 토마토가 주요 식품인 이탈리아, 그리스 등 유럽 남부국가에서는 전립선암이 드문 것이 이를 뒷받침한다. 토마토는 알칼리성 과일이기 때문에 육류와 함께 먹게 되면 더욱 궁합이 맞는다.

(16) 당근

당근은 일명 홍당무라고도 하며 유럽, 북아메리카, 아시아 전역에 분포되어 있고, 당근 재배는 15세기에 이르러 폴란드인의 개량종을 보급시켜 오늘에 이르고 있다. 우리나라의 재배용 당근은 프랑스에서 개량된 종류이다. 당근은 탄수화물인 서당이 반이 넘어 씹을수록 단맛을 느끼고 비타민 A가 많이 들어 있다. 또 당근이 붉은색을 띠는 것은 비타민 A의 기본이 되는 카로틴을 함유하고 있기 때문이다.

일반적으로 당근의 효능은 피부를 윤택하게 하고 야맹증, 고혈압, 몸을 따뜻하게 해서 위장병과 설사 치료에 효능이 탁월하고 보혈강장의 작용이 있다. 미국의 케이로드하우저는 예민한 위장에 이상적인 식품이라고 하였는데, 그 이유는 당근점액 속에 진정작용을 하는 물질이 들어 있기 때문이라고 하였다. 또 병후 회복에는 당근, 파, 감자, 양파를 함께 섞어서 만든 야채 스프가 좋다.

당근은 거담제로서 가래가 많을 때 이용하며 소화와 변비에도 당근즙이 효능이 있다. 화상이나 여름철 햇볕에 피부가 그을리어 화끈거릴 때에 당근즙을 내어서 환처에 바르면 시원하고 부드럽게 아무는 약효도 겸한다. 당근과 사과 꿀을 함께 혼합한 액을 매일 식전에 마시는 것은 원기를 돕고 하복부를 덥히는 것이 되어 소화촉진은 물론이고 입맛이 나고 신장염을 예방하는 데도 좋다. 당근즙은 궤양과 암의 치료보조제로서도 이용한다고 발표되었다. 다만 주의를 요한다면 당근은 다른 약물과 겸용하는 것은 금하는 것이 좋다.

 (17) 마늘

마늘은 백합과에 속하는 다년생 초본으로 여름이 되면 백자색의 가늘고 긴 꽃을 피우며 마늘 전체를 식용으로 이용한다. 우리나라를 비롯하여 아시아 일대에서 재배되는 식품이다. 식용으로 이용하지 않던 일본인들까지 요즘은 정력강장제라 하여 대단한 관심을 나타내고 있는 식품이다.

마늘의 구성 성분은 섬유질, 당질, 단백질, 인, 비타민 Bl, C 등을 함유하고 있으며 특이한 냄새가 있다. 한방명으로는 대산(大蒜)

이라고 하고, 약효는 건위, 정장, 강장, 살균작용이 있으며, 특히 해독제로 이용된다. 유럽에서는 고혈압과 동맥경화에 혈압강하제로 그리고 건위제로 많이 이용된다.

허약한 체질에는 아래와 같은 방법으로 이용하면 좋은 효과가 있다. 통마늘을 찰진흙으로 두텁게 발라서 연탄불에 구워 하루에 1통씩 복용하면 허약한 체질이나 노인성 체질에 효과를 볼 수 있다. 생마늘을 먹게 되면 심장과 폐에 효과가 있고, 구워서 먹으면 소화기에 약효가 더 있으며 간장이나 된장, 고추장에 절여서 반찬으로 이용하면 하복부를 중심으로 한 냉증이나 습한 질환에 효능이 있다. 마늘은 항생제나 방부제의 효능이 있으며, 순환기에도 많이 응용되고 있다.

(18) 파

파는 백합과에 속한 식물로서 독이 없고 맛은 매운 것으로 한의학에서는 호흡기 질환이나 간장 질환, 위장병 등에 이용하고 있다. 파의 성분은 당질도 많으면서 칼슘과 비타민 C가 많은 것이 특징이다. 한의학에서는 파의 흰 뿌리를 총백이라고 하며, 약효는 발한(發汗), 이뇨(利尿), 부종(浮腫) 등에 이용한다. 또, 감기, 두통, 신경안정, 관절염, 변비 등에도 이용된다. 파는 체질에 상관없이 몸을 따뜻하게 한다. 파의 매운 맛이 체내의 혈액순환을 도와 몸을 따뜻하게 하는 것이다.

이것은 몸에 침입한 질병을 막아주는 작용이 있음을 보여주는 것이다. 감기 초기에 파를 끓여 마시는 것도 이 때문인데, 감기가 시작될 무렵엔 큰 효과를 볼 수 있다. 또한 냉증에 의한 복통에도 효과가 있다. 발한이나 이뇨, 진정작용은 파에 들어있는 유화 아릴이라는 정유 성분 때문이다. 또한 파의 점액질은 점막을 보호하는 작용을 하므로 위장을 다스리기도 한다.

주의할 점은 파는 신선도가 떨어지면 점액질이 없어지므로 항상 신선한 것을 이용하는 것이 좋다. 먹는 방법은 파와 된장을 섞어 끓인 국이나 차처럼 우려낸 파물을 마시는 방법도 있지만, 파는 즙으로 복용하는 것보다는 생파의 흰 뿌리를 된장에 찍어 먹는 방법이 더 좋다.

(19) 파슬리

미나릿과에 속하는 파슬리는 동양에서는 대부분 요리의 장식으로나 이용하는 것으로 알고 있으며, 먹는 것은 아니라고 생각해 왔다. 구성 성분은 칼륨, 철, 비타민 A와 C가 풍부하지만, 신경계의 부조화를 일으킬 수 있기 때문에 1일 섭취량이 100g을 넘기지 않아야 한다. 그러므로 단독으로 먹는 것보다는 근대, 당근, 오이 등과 혼합하면 즙으로의 효과가 더 크다.

파슬리의 약효는 혈관 강화작용이 있으며, 시신경에 관련된 모든 질병에 효과가 있어서 약시(弱視), 각막궤양, 백내장, 결막염 등간과 밀접한 관계가 있는 눈병과 부신 갑상선, 신장염, 방광결석 등에도 효과가 있다. 파슬리는 생리를 촉진시키는 작용도 있다.

파슬리를 이용 시 주의점은 매우 강하기 때문에 단독으로 먹지 말아야 한다. 그러므로 다른 야채즙과 적당히 혼합하여 복용하면 효과가 좋다.

(20) 시금치

시금치는 명아주과에 속하는 1~2년 초로 줄기는 속이 비었고 뿌리의 빛은 붉다. 여름에 녹색의 잔꽃이 줄기 끝에 피며 씨앗은 가시가 있는 것과 없는 것이 있다. 시금치의 원산지는 서남아시아로 알려져 있다. 시금치의 성분은 철분이 많이 들어 있으며 비타민, 미네랄 등으로 구성되어 있다. 약효는 지혈, 소염, 이뇨, 보혈, 해독, 무기력, 시력증강 등에 효과가 있다.

시금치 하면 '뽀빠이'를 연상할 정도로 무기력에 일정한 효과가 있는 것으로 인식되어 왔다. 『본초강목』에는 약간의 독성이 있어 많이 먹으면 뼈가 약해지고 요통을 일으킨다고 기록되어 있는데, 내장을 튼튼히 하고 열을 제거하며 주독에 대한 해독작용이 있고 혈맥을 통하게 하고 갈증을 없애주는 효과가 있다.

한때는 시금치에 수산(水酸)이라는 성분이 들어 있어 신장결석을 유발시킨다고 떠들썩한 적이 있었으나 약하게 데치면 수산성분이 없어지기 때문에 평상시 먹는 양으로는 걱정을 하지 않아도 된다. 시금치를 삶으면 수산이 꽤 많이 분해되어 빠져나간다. 결석(結石)이 잘 형성될 때는 칼슘과 수산의 비율이 1 : 2로 되어 있을 때다. 그러므로 결석이 만들어지는 것을 방지하기 위해서는 비율이 바뀌면 된다. 이때는 결석이 생기지 않고 몸 밖으로 배출된다.

동물실험 결과 날것으로 매일 3kg의 시금치를 계속해서 1개월 이상 먹었을 때 결석이 생긴다고 보고하고 있다. 시금치에는 비타민류는 많지만 미네랄이 적고 계속해서 먹으면 신장에서 배출될 때 수산칼슘이 결석으로 색출되고 이것이 굳어져서 신장결석이나 방광결석을 유발시킬 염려가 있다.

또 위장이 냉한 사람이 즙을 계속 마시게 되면 배가 냉해지게 된다. 녹즙재료로는 근대와 함께 하면 좋지 않다. 그 이유는 근대라는 채소에도 인체 내에서 결석을 일으킬 수 있는 '수산' 이 많이 들어 있기 때문이다.

(21) 양상추

원산지는 유럽이며, 다년생 식물로 알려져 있고 국화과의 식물로 민들레, 머위, 쑥갓, 해바라기 등과 같은 종류이다. 양상추의 성분은 칼륨, 철, 인, 비타민 A, C 등과 각종 미네랄이 적절히 들어 있으며, 양상추 중에는 진한 녹색 야채를 택하는 것이 바람직하다.

양상추의 성질은 고한무독(苦寒無毒)이라 하여 냉증이 있는 환자가 먹으면 배를 차게 만든다. 따라서 산후에 먹어서는 안 된다. 배를 차게 하면 장이 상할 수 있다. 양상추의 효능은 악성빈혈에 효과가 있으며, 뼈와 근육을 튼튼히 하고 오장기능을 활발하게 하여 경맥을 통하게 하고 귀와 눈을 밝게 하며 열독이나 주독을 제거할 수 있는 해독작용이 있다. 또, 치아를 하얗게 하고 장의 운동을 활발하게 한다. 주의할 점은 생야채가 좋다고 해서 노인과 위장이 약한 사람이 먹으면 오히려 몸을 차게 만들고 위장이 냉해지기 때문에 주의해야한다.

(22) 샐러리

샐러리는 식용으로 하기 전에는 약으로만 쓰이던 채소였다. 특히 유럽 속담에는 샐러리가 정력증강에 좋다는 내용이 많이 나온다. 비타민 A, C가 몸속의 신진대사를 촉진하고 신경계의 정상적인 작용을 도우므로 혈압강하작용과 건위, 이뇨, 진정 등의 효과를 인정받고 있다. 식이성 섬유는 콜레스테롤을 낮춘다.

독특한 향기를 내는 성분은 식욕을 증진시키고 신경을 가라앉히며 두통에도 효과가 있다. 잎을 거칠게 잘라넣어 삶은 물에 목욕을 하면 몸이 후끈후끈해져서 목욕 뒤의 한기를 없애주고 혈액을 순환시키는 작용을 한다. 월경불순에서 오는 두통, 냉증이 심한 사람, 흥분을 잘 하는 사람, 위장이 냉한 사람은 금한다.

잎은 짙은 녹색이며 줄기는 굵고 길며 살이 두껍고 중앙이 패인 부분으로 좁은 것이 질이 좋은 것이다. 줄기가 하얗고, 잎이 노랗거나 잎줄기가 높이 올라 있는 것은 신선하지 않은 것이다.

제17장
간 질환에 좋은 식품

간 질환에는 단백질 공급이 필수조건으로 되어 있으며, 적어도 하루에 90g 이상을 섭취하여야만 기본적인 단백질 공급이 이루어지는 것이다. 단백질에는 아미노산 합성의 차이에 의하여 그 질이 다양하다. 인체의 단백질과 유사한 단백질이 사실은 질 좋은 단백질로 보면 된다.

인체 내의 단백질과 유사한 단백질이라면 아미노산이 8종으로 만들어져 있어야 한다. 그러나 대개는 20종의 아미노산으로 만들어져 있는 것이 보통이다. 우리 주위에는 여러 종류의 단백질이 있는데 그중에서도 질 좋은 단백질로는 육류, 우유, 달걀 등의 동물성 단백질과 콩을 이용한 두부, 콩자반 등의 식물성 단백질이 이에 해당된다. 그러므로 간장 질환을 앓고 있는 환자에게는 적극적으로 단백질 섭취를 권장해야 할 것이다.

여기서 주의할 점은 간장 질환이 심하게 병변이 와서 악화되어 있다면 담즙 분비가 원활치 못하면서 위 내의 산도가 떨어지기 때문에 소화기에 부담을 호소하게 되어 있다. 이럴 때 단백질 공급이 필수적이라고 하여 억지로 먹게 한다면 간장 질환이 빨리 악화될 수 있다.

다시 말하면 기계가 고장이 잦아 가동이 힘든 상태일 때는 수리도 하고, 윤활유도 쳐 주어서 기계를 작동시켜야 하는데, 보수도 하지 않고, 덜거덕대는 기계를 계속 손질 없이 가동한다면 그기계는 빨리 못 쓰게 되는 꼴이 되고 만다. 이와 같이 사람의 간장도 같은 이치로 보면 된다.

그러므로 간장 질환을 앓고 있는 환자에게 단백질이 좋다고 무턱대고 먹이는 것보다는 환자의 소화상태를 잘 파악하여 흡수될 수 있는 능력 여하에 따라서 단백질을 조절하는 것이 간장에 무리를 덜어주고 소화기에 부담을 덜어주는 결과가 될 것이다. 이와 같이 간장 질환의 필수적인 단백질을 환자의 상태에 따라 현명하게 이용한다면 보다 빨리 회복하는데 도움을 주리라 믿는다.

(1) 육류
육류는 종류에 따라서 영양가가 달라지며 특히 부위에 따라서 더욱 단백질의 차이와 맛이 다르게 느껴지게 되므로 기름이 적은 송아지고기, 등심살, 안심, 닭가슴살, 영계, 소나 돼지의 넓적다리살 등은 양질의 단백질원이 될 수 있을 뿐 아니라, 비타민이나 미네랄을 공급해 줄 수 있는 풍부한 영양소원이 된다.

여기서 참고할 점은 소화능력이 떨어져 있을 때 살코기를 장기간 푹 삶거나 칼로 잘게 썰어서 날것으로 먹는 것보다는 우리나라 사람들이 잘 먹는 전통음식인 불고기나 갈비 등을 연한 부위로 구워서 먹게 한다든지 철판에 구워서 먹게 하면 삶거나 날것으로 먹을 때보다 훨씬 소화력에 부담을 줄일 수 있고 보다 많이 먹을 수 있으리라고 본다. 또, 한 종류의 고기나 어느 부위만을 계속 먹는 것보다는 종류를 달리 하고 부위를 바꾸어 먹는 것이 영양면에서 환자에게 좋다고 본다.

간장질환 환자에게 고기나 생선을 먹일 때 여러 가지 야채가 들어간 식단을 함께 한다면 동물성 단백질과 식물성 단백질을 균형 있게 섭취할 수 있으리라고 본다.

 ## (2) 우유

우유는 알칼리성 식품으로 양질의 단백질이 들어 있으며 철분, 비타민 A, B, 미네랄 등의 영양소를 균형 있게 갖고 있기 때문에 우유는 완전식품에 해당한다. 유럽에서는 우유를 물 먹듯 마시기 때문에 우유에 대하여 특별히 많이 마시자고 캠페인을 벌일 필요가 없고 또, 밥을 지을 때도 물 대신 우유로 밥을 짓는다.

그러나 우리는 몇 십 년 전만 해도 먹을 것이 풍족하지 못했던 시절이 있었기에 우유에 대한 적응이 충분치 못했던 성인들 간에는 간혹 우유를 마신 후 소화장애나 설사 등을 일으키는 사람들이 있다. 이것은 우유를 소화시키는 효소가 부족하여 일어나는 현상으로 우유를 마시고 설사나 혹은 소화불량이 오면서 배가 팽팽하게 느껴진다면 소장점막의 유당분해 효소가 결핍되어 있기 때문이다. 그런 사람들은 매일같이 우유를 조금씩 늘려가면서 천천히 마신다면 우유 마시고 난 후 뱃속에서 우유에 대한 거부반응은 염려하지 않아도 되리라고 본다.

이와 같이 간장 질환이 있을 때는 단백질 공급원으로 우유가 훌륭하다. 다만 소화불량을 느낄 때는 지방을 뺀 우유를 선택하는 것도 무방하다고 본다.

(3) 달걀

달걀은 가장 완전한 식품이며, 다른 어떠한 식품과도 비교할 수 없는 고단백 식품이라고 본다. 달걀에 가장 주의할 점이 있다면 그것은 신선도를 유지하는 것이 생명이라고 하겠다. 똑같은 달걀 요리를 만약에 매일 일정하게 먹게 된다면 오래지 않아 식상하여서 질리게 될 것이다. 그러나 조리법을 조금만 다양하게 바꾼다면 보다 더 구미를 높일 수 있기 때문에 달걀 소비가 달라질 것이다.

달걀 요리를 살펴보면 프랑스에는 달걀을 풀어 거품을 잔뜩 낸 뒤 그 자체로만 식용유에 부친 '프랑스식 도르띠야'가 있고, 스페인에는 달걀을 풀어 거품을 잔뜩 낸 것과 감자를 얇게 썰어 기름에다 튀긴 것을 섞어 이것을 식용유에다 부친 '도르띠야'라는 호떡 같은 모양의 달걀요리가 있는데 제법 맛이 있다. 이렇게 다양한 요리로 단백질 공급을 해준다면 더욱 간장 질환 회복이나, 다른 병후 회복이 빠르리라고 본다.

(4) 어패류
어패류의 종류는 헤아릴 수 없이 많다. 고등어, 정어리 등 지방이 많은 생선들이 있는가 하면 가자미, 넙치, 조기 등과 같이 지방이 적은 양질의 생선도 있고 오징어, 낙지, 문어 등의 연체동물과 게, 새우, 조개류 등이 있어서 간장이 나쁜 정도에 따라서 자유롭게 선택할 수가 있다.

고등어, 정어리, 가자미, 넙치 등도 단백질이 풍부한 생선들이고, 조개류는 단백질이 많고 같은 해산물인 물고기에 비하여 지방 함량이 적은 것이 특징이다. 그러나 조개류는 부패균의 번식이 잘 되는 수산물로서 특히 산란기에는 자신을 적으로부터 보호하기 위하여 독성물질을 생성하는 것에 유의 하여야 할 것이다.

문어도 고단백 식품이기는 하지만 소화에 부담을 주는 것이 문제가 되겠다. 예로부터 간장에 좋다 하여 병인식(病人食)으로 많이들 이용하는 바지락이 있다. 이것은 최근의 연구결과가 간장에 직접 도움이 되기보다는 오히려 간장병의 징후에 악영향을 미치는 것으로 보고되었다.

그 이유는 만성간염 때는 황달현상이 나타나지 않으므로 이런 경우 바지락을 먹게 되면 간세포가 담즙을 빨리 만들지 않으면 안

되기 때문에 간장에 부담을 주는 결과를 초래하게 되는 것이다. 바지락은 급성간염으로 인한 황달이 있을 때 이용하는 것이 좋고, 만성간염 환자에게는 최상의 식품이라고 생각하여 먹게 하는 것은 바람직하지 않다. 이렇게 볼 때, 간장에 좋은 음식물과 나쁜 음식물을 엄격하게 구별하는 것보다 하루에 세 차례의 식사를 균형식으로 맛있게 먹을 수 있게 하는 것이 환자에게 도움이 된다.

(5) 콩

콩은 밭에서 나는 고기라고 말할 정도로 단백질이 40%나 되고 지방은 18%이며, 비타민, 미네랄도 균형 있게 들어 있다. 콩 단백질은 농작물 중에서 최고이며, 아미노산의 종류도 다양하다. 콩에서 지방은 약 50%가 티놀산이고, 또 리놀레인산도 6%나 들어 있다. 이러한 불포화지방산은 동물성지방의 과잉 섭취에서 오는 콜레스테롤을 씻어내는 역할도 하고 있다.

콩은 뇌의 활동을 돕고 신경을 안정시키며 피를 맑게 하는 식품으로 알려져 왔다. 레시틴은 인지질의 하나로 생체의 구성 성분인데, 부족하면 신진대사가 나빠져 노화가 빨리 온다. 또한 과산화지질의 생성을 막고 콜레스테롤을 제거하기도 한다. 레시틴을 많이 함유하는 식품이 콩이며 훌륭한 장수식품이다.

사람의 뇌에는 약 30%의 레시틴이 존재하는데, 이 레시틴은 혈관에 부착된 콜레스테롤을 제거하며 지방대사를 촉진시키고 특히 간장에 지방이 축적되는 것을 억제하는 작용이 있기 때문에 지방간이나 간경변증에 훌륭한 단백질 공급원이 되고 있다. 또 학생이나 정신노동자에게 필요하기 때문에 건뇌식품이라고도 부른다.

(6) 간

간에 대한 말은 많기도 하다. '간 큰 사람' 먹어서 양이 차지 않으면 '간에 기별도 안 간다' 백수의 왕인 사자는 '동물을 잡으면 간부터 먹어 치운다' 등은 모두가 간이 그만큼 중요하기 때문에 표현한 말로 보면 된다.

중국의 고사에 이류보류(以類補類)라는 말이 있다. 이것은 눈을 좋게 하고 싶을 때는 가축의 눈을, 또 간장이 약할 때는 가축의 간을 먹어서 보해 보려고 하는 이런 사고방식이 예로부터 전해져 왔다.

가축의 간에는 각종 영양소가 풍부하기 때문에 영양의 보고(寶庫)라고 흔히들 말한다. 빈혈 환자에게 필요한 영양소를 골고루 가지고 있고 흡수되기 쉬운 철분의 함량도 많으며 그 외에 구리, 코발트, 망간, 인, 칼슘 등이 함유되어 있다.

또, 간장은 재생능력이 있는 유일한 장기이기 때문에 독일 같은 나라에서는 가축들의 간장의 추출물을 간장병의 치료제로 이용하여 효과를 올리고 있으며, 간요리의 엑기스를 간장 치료식품으로 사용하고 있는 곳도 있다. 가축의 간장은 비타민군이 풍부하여 비타민 A1, B2, 엽산(葉酸) 등이 많이 포함되어 있으며, 세포가 분열할 때 필요한 핵산(核酸)의 전구물질(前驅物質)이 되는 성분이 포함되어 있는 것으로 보여지고 있다. 이러한 물질들이 간장의 작용을 활발하게 하는 데 매우 중요한 의미가 있다고 한다.

이러한 점에서 간장이 건강을 유지하는 데는 가축의 간을 먹음으로 해서 간 속에 저장되어 있는 영양분을 그대로 이용함은 물론이고 부족한 영양소도 보충할 수가 있겠다.

(7) 식초

80세가 넘은 노스님을 우연한 기회에 알게 되었다. 제법 오래된 것으로 기억된다. 스님과 첫 만남은 외모에서부터 달라 보였다. 피부는 유난히 고왔고 탄력이 있었으며, 식사량도 저자보다는 많았었기에 특별히 관심을 갖고 세심하게 관찰해 보았다. 그러다 식생활에서 보통사람들보다 다른 점을 찾을 수가 있었다. 식사 시, 모든 반찬에다 식초를 너무 쳐서 식초 범벅이 된 음식들이라 정상인이 먹는 반찬과 비교한다면 도저히 시어 먹을 수가 없었다. 이런 식의 식사법은 스님의 청년기에서부터 시작되었다고 하니까, 상당히 오랜 세월이 흘러간 것이다.

스님이 80세에도 나이보다 훨씬 젊어 보였고, 현재까지 건강한 것은 식초를 많이 먹은 것 외에는 없다고 스스로 이야기할 정도였으니까 과연 식초의 위력이 대단하다고 새삼 느끼게 하는 좋은 예로 볼 수 있다. 또 스페인 샐러드는 미국식 샐러드와 차이가 있다. 스페인에서는 샐러드를 만들 때 적당량의 양상추와 토마토, 참칫살, 올리브 열매, 양파 등의 적은 양과 올리브기름과 레몬즙 그리고 많은 양의 식초를 뿌리는 것이 특징이다.

이러한 식생활로 인하여 나는 그곳에서 수많은 임상을 하면서
도 간염이나 중풍환자를 별로 볼 수 없었기에 더욱더 기억에 남지
않았나 생각된다. 사실 식초는 예로부터 몸에 좋은 건강식품이라
고 알려져 있다. 그것도 간장에 뛰어난 식품이라고 하는데는 이견
이 없다. 간장에 병이 들면 위의 산도가 떨어져서 소화능력이 저
하된다는 것은 앞에서도 언급했다. 이럴 때 식초를 적당량 섭취하
여 위산분비를 촉진시키고 소화력을 상승시키면 간장의 부담을
덜어 줄 수 있으니 간장보호제로서도 충분하다. 그러므로 간장의
상태가 나쁘거나 만성간염이 진행 중인 경우에는 반찬에다 식초
를 많이 쳐서 즐겨 먹게 한다면 피부에도 탄력이 생기고 말초 순
환장애에도 도움이 되며 식욕이 생겨나서 간 기능이 저하된 사람
에게는 좋은 효과를 볼 수 있다.

제18장
환자의 식사법

1. 균형 있는 식단을 필요로 한다

　한국인의 평균단백질 섭취량은 약 65g이고, 지방은 50~60g, 탄수화물은 300~350g이라고 한다. 지방섭취량이 10년 전에 비해 3배 가깝게 늘어났다고 하지만 미국인의 150g에 비하면 그다지 우려하는 바는 아니다. 동맥경화를 예방하기 위하여 식물성지방을 주로 섭취하는 자세가 필요하다. 어쨌든 저마다의 영양소가 균형 있게 조화를 이룬 식사가 되게 하고, 열량을 2,500*kcal* 이하로 억제하는 것이 바람직하다.

　오늘날 영양학에서는 음식의 종류가 하루 40종 가량이 기준이라고 한다. 40종이라고 하면 그렇게 많은가? 하고 생각할 것이다. 그러나 아침, 점심, 저녁의 식사내용을 살펴보면 우리는 넉넉히 그만큼을 취하고 있다는 것을 알 수 있다. 이를테면 밥, 김치,

두부, 고기, 우유, 생선, 김, 된장국, 빵 등 가짓수가 꽤나 많은 것을 알 수 있다. 쌀 100g으로 밥을 지으면 약 230g이 쌀밥이 되는데, 그 속에는 약 7g의 단백질이 함유되어 있으며, 또 식빵 100g 속에는 8.5g 정도의 단백질이 함유되어 있다.

간 질환 환자는 하루에 단백질을 무조건 90g 이상 먹어야 한다고 한다. 소고기, 닭고기 100g에 20g의 단백질이 포함되어 있다면 300~400g의 육류를 섭취하여야 하는 결과로 계산된다. 그러므로 체내에 단백질이 충분한가를 알려면 알부민 값이 정상치로 나타나면 단백질 섭취에 신경을 쓸 필요가 없게 된다. 정상인에게도 단백질이 필요하므로 어느 정도의 단백질을 섭취하는 것은 간 질환보다도 건강을 유지하는데 필수조건이 되겠다.

2. 체중에 맞는 충분한 칼로리를 섭취하자

남자환자의 체중이 70kg일 때, 2,000cal가 필요하며, 여자환자의 체중이 50~60kg이라면 1,500~2,000cal의 영양을 섭취하여야 한다. 이때 영양소 중 탄수화물은 60~70%쯤 섭취하면 알맞다고 본다. 만약 탄수화물이 부족하여 칼로리가 부족하게 되면 혈액 속의 알부민 같은 단백질이 당분으로 변하여 에너지로 사용되게 된다. 이럴 경우 알부민이 부족하면 간장 속에 알부민 수치가 떨어져 간 질환에 나쁜 영향을 초래하게 된다.

그뿐만 아니라 간장이 단백질을 당분으로 변화하게 하는 일을 하게 하므로 간 질환을 악화시키게 된다. 이때 탄수화물 섭취가 많아지면 에너지로 변화하고 남은 탄수화물은 지방으로 변화하며 몸속에 저장하기 때문에 체중이 증가되므로 체중이 증가하지 않는 범위에서 칼로리가 공급되어야 한다. 특히 간 질환 환자는 여러 종류의 음식을 먹다보면 장에 가스가 차면서 소화장애가 느껴지게 되는 경우가 있는데, 이런 증상을 느끼는 음식은 가급적 피하며 소화가 잘 되는 것으로 먹어야 할 것이다.

3. 3대 영양소 이외의 다른 영양소는 부족하지 않은지?

만성간염 환자의 바이러스 간 질환을 보면 약 40%가 비타민 A, B, E가 부족하다고 한다. 특히 알코올성 간 질환은 비타민 B가 60~80% 부족하다는 사실이다. 이것은 간장의 역할 중에서 비타민을 저장한 곳이 간인데, 이곳의 창고 역할을 하는 간세포가 파괴되어 가기 때문에 비타민 부족현상은 더욱 현저하게 느끼게 된다.

알코올성 간 질환 환자에게 필요로 하는 비타민 B는 돼지고기, 고등어 등의 각종 생선, 땅콩, 달걀 등에 함유되어 있다. 간염 바이러스에 의한 간 질환 환자에게 필요한 비타민 C는 각종 야채나 과일에 많이 함유되어 있다. 오렌지 1kg을 즙으로 마시면 비타민

C 100mg을 섭취한 것과 같고 만약 500mg의 비타민 C를 마셨다면 오렌지 5kg을 하루에 먹는 셈이 된다. 또 바이러스 간염 환자에게 부족한 비타민 E는 참기름이나 콩기름, 현미 등에 많이 함유되어 있다. 칼슘, 철, 나트륨, 칼륨, 옥소, 인 등은 간장에서 신진대사가 이루어 질 때 중요한 역할을 하는 여러 가지 효소가 기능을 발휘할 때 또는 그 효소가 형성될 때 없어서는 안 되는 물질이므로 간 질환 환자에게 중요하다. 칼슘은 우유, 멸치, 땅콩 등에 많이 함유되어 있고, 칼륨은 딸기, 바나나, 감자, 육류, 우유에 많으며, 인은 보리나 밀에 많이 함유되어 있다.

4. 간장병의 경중에 따라 식단이 다르다

급성간염의 중기에 이르면 환자는 식욕이 없어지게 된다. 이때는 지방이나 단백질이 풍부한 식사를 무리하게 내놓기보다는 밥이나 죽 같은 것으로 대신하는 수밖에 없다. 주로 소화, 흡수가 잘되는 음식으로 탄수화물은 350g 정도가 적당하며, 지방은 30g이면 된다. 이때 지방은 많이 먹으면 담즙산이 분비되지 않기 때문에 소화력에 부담을 주어서 위장이 나빠지며 설사가 나기 쉽다. 단백질은 아미노산의 합성능력이 떨어져 있기 때문에 성인은 60~80g 정도가 필요하다. 열량은 200cal이고, 절대 안정일 때는 1,600*kcal*이면 된다.

급성간염 말기의 회복단계에서 식사는 고단백, 고에너지가 효과적이다. 이때는 비만이 되지 않게 하여야 하며, 전체 에너지 양도 나이와 그 사람이 상태에 따라 달라져야 한다. 노인인 경우 2,500kcal는 너무 많다. 단백질은 100g, 지방은 60~70g, 탄수화물은380~400g으로 하면 적당하다.

만성간염은 급성간염의 말기와 거의 비슷하다. 그러나 이 시기는 왕성한 단백질 합성기를 지나 양질의 단백질 합성을 유지해야 하는 시기이다. 또한 식후에는 1시간 정도 누워 있는다. 에너지는 2,000~2,500kcal를 섭취하며, 단백질은 75~100g, 지방은 60g, 탄수화물은 300~350g가 적당하다.

간경변증은 대상성과 비대상성의 2종류로 나눈다. 대상성이란 아무런 증상도 없고 간장이 잘 활동하고 있는 상태이다. 비대상성이란 간의 활동이 떨어지면서 복수가 차기도 하고 간뇌증이 있는 경우를 말한다. 대상성일 때는 단백질이 80g, 지방이 50g, 탄수화물이 310g이며, 열량은 1,800~2,000kcal이다. 비대상성일 때는 단백질이 20~40g, 지방질 20~32g, 탄수화물이 120~300g으로 600~1,700kcal가 필요하다.

5. 한꺼번에 먹지 말고 여러 차례 나누어 먹자

여러 가지 음식을 수차례에 걸쳐 나누어 섭취하는 것이 간 질환을 앓고 있는 사람에게 좋다. 만약에 하루에 육식을 많이 먹고 여러 날 먹지 않게 되면 흡수된 만큼 몸에 저장되어 육식을 굶게 되는 여러 날 동안 필요한 양만큼 단백질로 사용되고 남는 것은 모두 지방으로 변해버린다는 것을 참작하여 한꺼번에 먹지 말고 여러 차례 나누어 음식을 먹는 습관이 매우 중요하다.

6. 급성간염의 식사요법

급성간염의 초기에는 식욕부진, 전신권태감, 두통 등의 증상이 나타난다. 이때는 에너지와 단백질을 될수록 많이 섭취하고 지방은 적게 섭취하는 방향으로 역점을 두어야 할 것이며, 특히 소화력이 떨어져 가기 때문에 식용유 등을 줄이고 죽, 된장국, 신선한 야채즙 등이 적당하다고 생각한다. 단백질은 지방이 적은 살코기나 생선의 흰살, 두부, 달걀, 요구르트 등으로 식단을 만들고 여러 번 나누어 충분한 양을 섭취하도록 하는 것이 좋겠다.

부식으로는 시금치, 무, 당근, 쑥갓 등의 녹황색 채소나 배추, 양파, 파, 콩나물, 샐러리나 해초류나 버섯 등이 좋겠다. 과일로는 딸기, 밀감, 사과, 바나나, 배, 멜론 등이 필요하다. 이 시기의 필요한 열량은 2,000㎉이며 단백질은 70g 정도가 요구된다. 급성간염의 중기는 환자의 식욕이 너무 없기 때문에 식욕이 날 수 있는 식단을 차리는 데 역점을 두어야 할 것이다.

이때는 음식 냄새도 맡기 힘든 상태이므로 단백질이나 지방이 많은 식사를 줄이고 죽이나 야채수프 같은 담백한 것부터 섭취하게 한다. 간장병 환자에게는 다른 병의 환자보다 식단에 신경을 많이 써야한다. 환자가 음식이 싫어서 못 먹겠다, 또는 마시지 못하겠다고 할 때는 그것을 대신하는 대체음식으로 영양가가 같은 정도의 것을 마련해 주어야한다.

이 시기는 GOT나 GPT가 상승하고 황달증상이 있기 전의 시기이다. 그러므로 무리하게 먹을 필요는 없다. 단백질은 너무 많이 섭취할 필요가 없으므로 약 60~80g이면 적당하다. 당질을 위주로 하여 식단을 짜는데, 350g 정도가 적당하다. 지방은 30g이면 충분하겠다. 환자의 열량은 2,000kcal이며, 절대 안정일 때는 1,600kcal이면 적당하다. 급성간염의 회복기에는 고단백, 고에너지가 효과적이며 절대 필요하다. 그러다 전체 에너지 양이 2,500kcal가 넘으면 아무래도 비만이 되기 쉽다.

만약 급성간염이 치료되고 나서 비만으로 인하여 지방간이나 당뇨병이 생긴다면 그것은 더욱 곤란한 일이다. 그러므로 경우에 따라서는 고단백, 고에너지를 제한할 필요가 있겠다. 급성간염 회복기에 접어들면 없던 식욕이 거짓말처럼 사라지고 호전된다. 단백질은 양질의 것으로 하는데 소고기, 달걀, 우유 등이 좋으며, 당질이 들어 있는 것으로는 밥, 빵, 감자가 좋겠다. 지방은 제한할 필요가 없다.

이 밖에 비타민, 미네랄이 충분히 들어 있는 것으로는 오이, 샐

러리, 양배추, 시금치, 무, 쑥갓, 당근 등이며, 특히 녹황색 채소에
더 많이 함유되어 있다. 이 시기의 하루 영양량은 2,400kcal인데,
단백질 100g, 지방60g, 당질 350g을 기준으로 하고 부족한 것은
간식에서 보충한다.

7. 만성간염의 식사요법

만성간염 환자는 식사 후 1시간 정도 누워 있는 것이 좋다. 그
리고 비만이 되지 않도록 식단에 세심한 주의가 필요하다. 이때는
에너지, 단백질, 비타민, 미네랄 등이 부족하지 않도록 균형 잡힌
식사를 하는 것이 필요하며 나이, 성별, 안정상태, 비만의 정도를
고려해야 한다. 그리고 고기, 생선, 달걀, 우유, 콩 등 양질의 단백
질을 적극적으로 섭취해야 한다.

지방은 제한할 필요가 없겠다. 당질은 밥, 빵 등의 주식과 감자
류에 많이 함유되어 있다. 비타민, 미네랄은 녹황색 채소류에 많
고, 채소에는 식물성 섬유질이 많아 변비 해소에 좋다. 변비를 잘
다스리는 것이 간장병 식사요법의 기본이라고 본다. 이 시기의 1
일 영양량은 열량 2,300kcal이며, 단백질 90g이고 지방은 평균 섭
취량인 60g으로 한다.

8. 간경변의 식사요법

간경변은 초기하고 중기와 말기의 2종류가 있다. 초기와 중기에는 아무런 증상도 없고 간장이 잘 활동하고 있는 상태이다. 말기에는 간의 활동이 떨어지면서 복수(腹水)가 고이기도 하고 간성뇌증이 있는 경우를 말한다. 뇌증은 정신활동이 떨어져 초기 증상은 계산을 못하거나 화장실과 현관을 혼동하다가 차차 혼수상태에 빠진다. 그러나 초기와 중기에는 급성간염 회복기나 만성간염의 경우와 같은 식사를 하면 된다. 다만 간경변 환자는 몸의 움직임이 적기 때문에 에너지는 2,000kcal면 된다. 그리고 고단백은 80g이며 지방은 50g, 탄수화물은 310g이 필요로 하게 된다.

말기의 경우는 간성뇌증과 간성뇌증의 회복기로 나누어 생각할 수 있다. 먼저 뇌증의 원인이 되는 암모니아의 양을 줄여야 하기 때문에 단백질 공급을 제한하여야 한다. 간성뇌증에서는 열량이 600kcal이며 단백질 20g, 지방질 20g, 탄수화물 120g이 필요하다. 간성뇌증의 회복기에는 1,700kcal의 열량이 필요하며, 단백질 40g과 지방질 32g, 탄수화물 300g이 필요하게 된다. 여기서 복수가 있게 되면 소금과 물을 제한할 수 있다.

9. 간성뇌증의 식사요법

혈액 속의 암모니아 수치가 높아진다는 것은 간경변증이 악화되는 것으로 보면 된다. 만약에 암모니아 수치가 높아지면 정신신경 증상이 나타나게 되며, 심할 때는 의식까지 잃게 되어 간성뇌증에 빠지게 된다. 이때는 식사요법에 차이를 두어 다르게 해주어야 한다.

암모니아 등 유기물의 원료가 되는 단백질을 제한해야 하고 또, 장 속에 암모니아가 발생하지 않게 하기 위하여 대변에도 신경을 써서 정상적이게 해야 한다. 단백질은 간장병 환자의 정상 식사요법보다 줄여야 하는데, 40g 이하로 제한하여야 한다.

주식과 채소류는 보통의 양을 취해도 무관하다. 그러나 소화력이 떨어져 있기 때문에 식용유, 기름 등은 피해야 할 것이다. 또, 복수가 차기 때문에 하루에 염분 소모량을 7g 이하로 제한할 필요가 있다.

그렇기 때문에 식사는 약간 싱거운 맛을 느낄 수 있게 된장국, 김치, 건어물 등은 피하고, 저염간장으로 바꾸어 주는 등 세심한 주의가 필요하다. 필요한 열량은 1,600kcal이고, 단백질은 40g까지로 한다.

10. 지방간의 식사요법

지방간은 간세포에 중성지방이 지나치게 축적된 것으로 지방간 환자는 제일 먼저 술을 마시지 말아야 치료될 수 있다고 본다. 간장에서 알코올의 대사는 지방의 대사와 유사하게 이루어진다. 장기간에 걸쳐 알코올을 섭취하면 혈중 유산농도를 증가시킬 뿐만 아니라 간과 혈장의 중성지방을 증가시켜 결과적으로 간에 지방이 끼어 지방간을 초래한다.

지방간이 되면 엽산, 비타민 B1, 비타민 B2 등의 결핍을 가져오기 쉽다. 따라서 지방간 환자는 이 같은 영양소가 들어있는 음식을 충분히 섭취하여야 한다. 엽산은 채소, 소간 등에 들어 있고 비타민 B1은 도정되지 않은 곡류와 콩류 및 돼지고기 등에 많다. 비타민 B1, 2는 장내에서 합성도 되지만 소간에 많이 들어 있다. 비타민류의 충분한 섭취를 위해서는 음식의 균형 있는 섭취가 중요하다.

이때 에너지의 대부분은 중성지방 상태로 저장되므로 지방간의 경우 체중 조절이 필수적이다. 체중 조절을 하려면 정해진 열량을 균형 있게 규칙적으로 섭취해야 한다. 그러나 체중조절은 하되 손상된 간세포를 재생시키고 지방간을 예방하기 위해서도 적절한 양의 단백질을 섭취하면서 무엇보다 술을 마시지 말아야 한다.

제19장
치료는 이렇게

1. 병의 뿌리는 오장육부에서

현대인은 최첨단 기계문명 속에서 파묻혀 살아가고 있다. 그 발달된 기계문명의 이기를 매일 접하고 있기 때문에 실생활에서는 그 고마움을 생각한다기보다는 오히려 잊고 산다고 보는 편이 옳겠다. 마치 공기의 고마움을 잊고 살듯이 말이다.

의학도 하루가 다르게 발전되어 신기술과 최첨단 의료장비가 쏟아져 나오고 있는 상태이며, 이 신기술과 최첨단 의료장비가 인간의 생명을 연장시켜 주고 있다는 사실에 대하여서는 우리 모두 특별한 이의가 없을 것이다.

하지만, 이러한 승승장구에도 불구하고, 의학은 앞으로 수천 년이 지나간 후에도 미완성의 단계로 머물러 있으리라고 본다. 그 이유는 명확하다. 이 세상에는 어느 한 가지도 완전무결한 것이 없고, 인간의 생명 또한 마찬가지인 것이다. 그렇지만, 인간은 누구나 질병 없는 세상이나, 영원히 죽지 않는 그야말로 불사영생(不死永生)을 원하고 있다. 그나마 다행인 것은 우리나라 국민의 평균 수명이 갈수록 높아지고 있다는 사실이다.

한의학이나 서양의학 모두가 그 점에 대해서는 노력을 아끼지 않고 있으며, 앞으로도 계속 게을리 하지 않으리라고 본다. 그러나 한의학과 서양의학은 서로 다른 기초 위에서 발전되어 왔기 때문에 질병을 보는 안목 또한 다르다. 서양의학이 해부생리학에 기초를 두고 분석의학 방향으로 연구 발전되어 왔다면, 한의학은 이상적 경험을 토대로 하여 출발한 실증과 종합의학으로서 서로 출발부터가 다르다.

간경변증 환자를 예로 들어보자. 간조직이 굳어져서 신진대사의 장애로 나타나는 증상으로 몹시 피로를 느끼게 된다. 이때 알부민이나 고단위 영양제를 주사하여 약기운이 있을 때까지는 피로가 모면되지만 약 기운이 떨어지게 되면 전보다 더 피로감을 느끼게 된다. 이 증상의 경우, 한의학적인 치료는 간조직의 모세혈관을 확장시켜 주면서 기혈 순환을 원활하게 하여 보다 많은 새로운 영양 공급이 간조직 세포에 전달될 수 있게 하는 원인적인 치료법으로 임하게 된다. 간조직이 회생된다면 환자의 피로상태는 보다 가벼워지는 것이 당연하다.

간경화 환자의 가장 대표적인 초기 증상은 소화장애와 극도의 피로를 들 수 있는데, 간혹 최첨단 의료장비를 갖춘 병의원에서 이런 증상의 환자가 검사상 정상이라는 판정을 받는 경우가 간혹 있다. 최첨단 의료기계에 의존하여 환자 스스로 느끼는 자각증상은 무시되고 의사의 독자적인 판단에 의하여 신경성으로 치부되는 경우를 우리 주위에서 종종 보아왔다. 자각증상은 있으나 검사상으로 이상이 없다고 할 경우 조직과 기능, 양자 중 기능적인 면에서 원인을 찾아야 하기 때문에 이러한 경우의 치료 영역은 한의학의 치료영역으로 보아야 타당하다고 할 것이다. 이것은 서양의학이 '질환'을 치료대상으로 하는 의학인 데 반해서 한의학은 환자인 '사람'을 치료 대상으로 삼는다는 특징의 차이점이 엄연히 존재하기 때문이다.

한의학은 환자에게 질병이 발생하면 그 부위를 치료하기 전에 체형, 체격, 성격, 태도, 얼굴색, 목소리, 혀의 상태 등등 환자의 모든 것을 진단하는데, 이는 환자에 대한 충분한 관찰을 하고 그에 상응하는 치료원칙을 정한 뒤 처방하려는 노력의 일환으로, 전체적으로 그리고 종합적으로 생각하여 근본원인을 찾고 또, 치료하기 위함인 것이다. 마치 숲을 보고 또 개개의 나무도 보는 것과 같다. 사람의 몸속에 있는 오장과 육부가 서로 조화롭게 견제와 협조에 의하여 음과 양이 균형을 이루어 건강한 육체와 정신을 유지하고 질병이 없는 상태로 계속 지속하게 되는 것을 보고 건강한 상태라고 말을 한다.

그러나 음과 양의 상태가 어느 한쪽으로 기울어 균형이 부족하게 되면 그 한쪽을 보태주어야 하고 남으면 덜어내서, 몸이 스스로 회복될 수 있는 조건을 만들어 주는 것이 질병을 이겨내는 것인데, 이렇게 하기 위한 치료법을 근본적인 치료법이라고 말할 수 있다. 인간의 몸이란 자연에 순응하고 자연과 조화를 이루며 살아갈 때 건강한 상태라고 본다. 만약 자연의 원칙에서 벗어났을 때 건강은 곧 깨지게 되고, 질병을 얻게 되는 것이다.

기(氣)의 순환과정을 설명해 보자. 기(氣)란 원칙적으로 인체의 상부에서 하부로 순환되어야 정상적인 순환인데, 화를 낸다든가 흥분되면 기가 거꾸로 올라가서 순환이 되지 않고 또 몸속에 노폐물이 만들어지면서 이것이 몸에 차게 되면 간장의 해독기능이 떨어지고 간장조직은 굳어지게 되는 것이다. 이때는 간을 평정시키는 약물이 필요하겠으며, 임상에서 근육통이나 근무력(筋無力), 근육경련, 음낭수축 등의 상태는 근육의 병변이므로 이는 간에 예속되어 있기 때문에 간을 다스려 주어야 치유될 수 있는 것이다. 이것을 가리켜 근본적인 원인 치료라고 하겠다. 또, 급성안질이나 야맹증, 약시, 시력 감퇴 등의 증상이 있는 환자는 눈 자체에서 기질적인 면이나 기능적인 면의 원인을 찾으려 하겠지만, 한의학에서는, 간에 화기가 상승되면 혈액이 간에 저장되지 못하고 이로 인하여 기의 순환에도 장애를 초래하게 되어 눈에 여러 가지 병변으로 나타나게 되는 것으로 본다.

인체는 자연에 순응하고 자연과 조화를 이루어야 건강한 상태가 지속된다고 했는데, 오늘날에 와서는 과다한 스트레스나, 불량식품, 오염된 공기, 오염된 물 등이 질병을 유발하는 주원인이며 특히 인간이 먹는 불량음식과 복잡한 직장생활에서의 과다한 스트레스는 질병을 일으키는 주범으로 되어 있다.

사실 사람이 화를 내는 것도 간에 이롭지 못하지만 화를 참는 그 자체는 더욱 속을 곯게 만드는 중요한 요인 중의 하나이다. 간혹 옛날 시집살이를 심하게 많이 한 우리네 어머니들이 술을 먹지 않았으면서도 간경화를 앓았다는 사실을 보면 알 수 있다. 이러한 예는 스트레스가 우리에게 얼마나 많은 간장질환을 유발시키는지 일깨워 주는 본보기이기도 하다.

의사는 환자를 진찰할 때 증상에 대한 처방보다는 인간의 오장육부 중에서 시작되는 병의 근본뿌리부터 도려내서 치유할 수 있는 처방이 되어야만 수많은 질병으로부터 벗어나게 되리라고 믿는다.

2. 한약을 먹으면 간이 나빠진다고?

어느 해 초여름 토요일 오후 근무가 끝나가는 나른한 시간에 30이 갓 넘은 한 부인이 남편과 함께 찾아왔다. 표정으로 보아 환자 자신은 내키지 않는 걸음으로 내원(來院)했고, 보호자에 떠밀려 온 것이 역력하였다. 환자인 30대 부인은 한 마디 인사도 없었고 오히려 냉랭하기까지 하였다. 진찰실에 앉아있는 환자의 모습은 모든 것이 귀찮고 짜증스러운 표정이었으며, 오히려 화가 나있는 듯한 모습이었다.

보호자인 남편이 환자를 대신하여 입을 열었다. 집사람이 C형 간염이라서 모 대학병원에서 10년째 통원치료를 하면서 꾸준히 치료를 받았지만 결과가 호전되기는커녕, 점점 나빠진다는 것이다. 부인의 주증상은 언제부터인가 항상 피곤을 느꼈으며 소화불량을 자주 호소하였고, 신경질을 너무 자주 내는 것이 특징이었다. 또 얼굴은 검은색을 띠면서 누렇게 보였고, GOT와 GPT의 수치가 70~80으로 정상 수치보다 올라가 더 이상 내려오지 않는다고 하였다. 속은 자주 메슥거리고, 체격은 왜소하였으며, 얼굴에는 기미가 심하게 끼어 있었고, 직업은 학교 교사였다.

이러한 증상들 외에도 중요한 사실 한 가지를 남편은 잊지 않고 말해 주었다. 이야기 내용은 이러하다. 부인은 모 대학병원에서 10년째 치료를 받고도 만족할 만한 효과가 없자 절망감에 사로잡혀 있었고, C형 간염이 진행되면 간경화가 된다는 사실에 두려움으로 떨고, 공포감에 짓눌려, 평상시 자신감을 잃은 생활을 하고 있다고 하였다.

이러한 여러 가지 요인들에 의한 심리적인 압박이 결국 부인으로 하여금 유서라는 쪽지를 쓰게 하였고, 죽음으로써 그동안의 투병생활로 남편에게 진 빚을 갚아보려는 엉뚱한 생각까지 하게 되었다. 그날도 남편은 토요일이라 평상시보다 일찍 퇴근하고 집에서 필요한 물건을 찾다가 우연히 장롱 속에서 유서를 발견하고 함께 오게 된 것이라고 자초지종을 털어놓았다. 남편의 이야기를 들고 보니 부인의 행동이 이해되었다.

그러나 부인에게는 커다란 치료의 장벽이 있었다. 부인은 한약에 대한 불신감도 있었지만, 그것보다도 한약을 복용하면 간장이 더욱 나빠진다는 이야기를 10년간 들어왔기 때문에 이것에 대한 설득과 이해가 간염을 치료하는 것보다 더욱 어려웠다.

저자는 지금까지 임상을 하면서 환자로부터 수없이 많은 이야기를 들어왔다. 어떤 의료인들 중에는 한약을 먹으면 간장이 나빠진다고 철저히 한약을 금기시하고 있는데, 이는 사실과 너무도 다르다는 것을 알아야할 것이다. 환자들은 한약에 대한 전문인의 견해를 경청할 생각을 하고 비전문인의 이야기를 가슴속에다 담아두지 말아야 할 것이다. 다시 말하면 한약에 대한 전문인이 누구이며 누구의 이야기를 들어야하는지 또, 한약에 대한 비전공인의 이야기를 환자 스스로 꼭 들어야 하는가를 반문해 보고 싶다.

지금의 우리가 살고 있는 시대는 전문인을 양성하는 시대이다. 모든 분야가 세분화해 가면서 혼자서 모든 것을 하겠다는 생각은 욕심으로 그치고 마는 세상이 되었다. 이러한 시대에 살고 있는 우리가 한약을 이용하려면 환자는 한약을 전문으로 하는 의료인을 찾아서 진단과 처방으로 약을 써야 하는 것은 당연한 일이다.

그래서 나는 30대 부인 환자에게 어설픈 이야기는 통하지 않겠다고 생각되어 한약이 간장에 손상을 주는데 왜 당신은 지금까지 한약을 먹고 있느냐고 다시 반문하였더니 30대 부인은 언제 내가 한약을 먹었느냐며 놀라는 표정이었다. 그래서 나는 자세하게 설명하기 시작했다. 우리 인간은 삶을 영유하기 위한 수단으로 그것도 하루에 세 번씩이나 매일 먹고 있는 밥과 국 그리고 반찬 등이 바로 한약 그 자체이다. 쌀이 그러하고 보리, 밀, 감자, 콩, 무, 도라지, 더덕 등 어느 한 가지도 한약재가 아닌 것이 없고, 그 물을 끓여서 마셨으면 한약물이 될 것이니 당신은 지금까지 한약을 먹고 지내지 않았냐고 하니까 그 환자는 놀라는 표정을 감추지 못하며 저자의 말에 귀를 기울이게 되었고, 냉랭한 표정이 점점 수그러들기 시작하였다.

이렇게 곡류와 채소가 그 부인에게는 주식과 부식이었지만 한의학에서 보면 분명 한약재를 매일 복용하고 있었던 것이다. 다만 한약재에는 유독한 것이 있는가 하면 무독한 것이 있다. 우리가 일상생활에서 먹고 있는 주식과 부식은 다행히도 무독한 것들이어서 간장에 장애를 주지 않는 것은 당연하다. 이와 같이 간장질환에 무독한 약재로 치료에 임한다면 간장을 보호하는 것은 물론이고 간장 질환 치료에도 도움을 주는 것은 당연한 일이다.

어쨌든 저자의 이야기를 다 듣고난 후 그 부인은 스스로 자진해서 진찰을 받았고 또, 투약까지 하였다. 투약한 지 1개월이 지나자 30대 부인은 스스로 몸이 빠른 상태로 쾌유되어 가는 사실을 느낄 수 있었고, 3개월이 지나고 나서는 모든 면에서 정상이 되면서 10년간 치료받던 병원에서 검사를 다시 받게 하였는데, 그 결과 정상이라는 의사의 이야기를 들을 수 있게 되었다.

양방의학에서는 간장질환에 특별한 치료약이 아직까지 없다고 하는 것을 의사나 전문인들 사이에서는 널리 알려진 사실이다. 그런데 한약의 비전문인이 섣부른 지식으로 한약 그 자체가 간장을 악화시킨다고 주장하는 것은 다시 한 번 재고해 보아야 한다고 생각된다.

또 일반인들의 자가진단에 의한 약물복용으로 병치료는커녕 오히려 간장을 악화시키는 경우가 너무도 많다. 민간요법이나 단방약제에 의한 치료 아닌 치료를 하고는 대다수의 사람들이 한약을 먹어서 간장이 나빠졌다는 황당한 일들도 이젠 없어질 때가 되었다.

간장질환에는 꼭 필요한 한약재로 정확한 진단에 의해 치료약을 복용한다면 어떠한 치료 방법보다도 간 기능을 보다 빨리 회복시켜 줄 수 있고, 한약을 흡수할 수 있는 단계에서 치료의 기회를 준다면 많은 생명을 구할 것으로 믿고 있다.

저자는 대학에 근무하면서 석, 박사를 배출하기 위한 수많은 연구논문 중에서 급성간염이나 만성간염, 간경변증 등의 간 질환에 대한 한약물 투여가 효과면에서 탁월했다는 연구실험 결과를 무수히 심사했었다. 또, 대학부속병원에 근무하면서 한약을 투여하여 급만성간염과 간경변 등을 70% 이상 치료했었던 사실을 직접 경험해 왔다.

사실 이러한 일들은 저자에게 있어서 그동안 임상을 하면서 많이 경험했었던 일들이라 그 결과가 놀랄만한 일은 아니다. 특정한 일부 환자를 보는 이들 사이에서 간장병에 한약을 먹으면 간장이 나빠진다고 혹자들 간에는 말들이 많은데, 이것은 극히 단편적인 면만 보고 치우친, 왜곡된 생각이라 사료된다.

　한약이 간에 나쁘다고 생각하는 것은 다음과 같은 이유에서라고 여겨진다. 한약 그 자체가 독성이 있는 약재로 처방했다면 간장에 부담을 줄 수 있고, 더욱이 간장이 나빠진 상태에서 환자에게 맞지 않는 처방으로 한약을 복용했다면 해독기능이 떨어져서 독소를 유발시켜 간장에 오히려 해를 줄 수 있는 것이다. 간장에 이상이 생기면 흔히들 쉽게 피로하고 기운이 없다고 호소하기가 일쑤인데, 이때 간혹 자가진단한 사람이 간장에 쉽게 흡수될 수 없는 개소주나 흑염소 혹은 한약재를 함께 중탕하여 복용하고 간에 무리를 준 후 그것이 마치 한약을 복용하여 나빠진 것으로 생각하는 바람에 한약재가 왜곡되어지는 경우가 바로 이런 경우이다.

　이것은 서양의학에서도 마찬가지다. 타이레놀은 아스피린제보다 훨씬 안전하다는 점이 강조되어 어린이 비상약으로까지 애용되고 있지만, 최근 미국에서 이 약 때문에 간부전증으로 사망한 예가 보도되었다. 또, 타이레놀을 만성적으로 복용한 사람이나 간이 나쁜 사람은 1일 6g의 타이레놀만 복용해도 급성간염이나 간조직의 섬유화가 된다고 모 약대 교수는 발표하고 있다. 또, 간경변이 있는 결핵환자가 결핵약을 복용했다면 결핵은 치료될 수 있을지는 몰라도 간장에는 더욱 무리가 올 수 있다. 마찬가지로 간장병에 이용되는 한약재는 그 원인에 맞는 약재를 선택해 써야 한다는 것을 꼭 알고 있어야 한다. 그것은 수천년 동안 전통으로 내려오면서 임상에 응용되어 치료된 많은 임상사례에서도 엿볼 수 있다.

이와 같이 독자에게 일러두고 싶은 말이 있다면 간은 본래 혈액을 저장하는 기능이 있어 성질은 부드러우나 굳어지기 쉬운 특징이 있다. 그러므로 간조직은 부드럽고 원활하게 배설하려는 성질을 평소에 갖고 있는데, 이것을 방해하는 기(氣)의 응결(凝結)이나, 풍독(風毒)이나 열독(熱毒) 그리고 습독(濕毒) 등의 원인에 의하여 간 기능이나 간조직에 이상이 생기는 것이다.

간병이 발병되면 기의 응체를 풀어주고, 풍독이나 열독도 풀어줄 수 있고, 습독을 제거하는 한약재를 처방한다면 탁월한 효능을 거두리라고 믿는다. 시대가 모든 분야에서 전문인을 요구하고 있듯이, 한약도 마찬가지로 한의사의 정확한 진단과 처방이 간병 치료의 지름길인 것이다.

3. 생기환의 탁월한 효능

저자가 대학병원에 근무할 때의 일로 기억된다. 1985년 여름방학이 막 시작된 어느 날 캐나다 캘커타에서 온 초청장을 받고 출국준비로 분주할 때이다. 예진실에서 난치병 환자라며 초진 환자 차트를 갖다놓았다. 환자는 칠순에 가까운 나이 드신 할아버지였으며 한평생을 술로 살아왔다고 한다. 그러다보니 매일 술에 취해 있는 것이 다반사였고 젊어서부터 지금까지 술에 찌든 생활의 연속이었다. 환자는 서너 명의 보호자들에 둘러싸여 있었고, 환자 옆에 있는 중년 남짓한 장남이 환자의 발병되기 전 생활을 전해주었다.

모 대학부속병원에서 치료불가라는 사형선고를 받은 이 환자에게 지금은 약 1개월도 채 남지 않은 삶을 후회나 없게 자식된 도리로 한약 몇 첩만이라도 써보려고 왔다고 하면서 기대도 하지 않는다는 눈치였다. 진찰을 해보니 간경화증이 심해서 복수가 상당히 진행된 상태였기 때문에 음식이나 약물을 도저히 삼키지 못할 것 같았다.

환자는 오랜 투병기간 동안 음식을 먹지 못하였고 몸은 극도로 쇠약해 있었으며, 복수는 심하여 배가 남산만 하였다. 또, 복진 시에는 배쪽으로 경결된 덩어리가 너무 크게 잡혔고, 그것으로 인해 간 부위에 통증까지 호소했다. 저자는 진찰을 끝내고 한약을 환자가 복용할 수 있을까를 의심하면서 실험삼아 생기환 석 첩을 지어주었고, 하루에 한 첩씩 달여 마시도록 지시하였다.

3일째 되던 날 보호자만 와서 환자가 약을 복용하고 나니 뱃속이 약간 편안한 감이 온다고 했다며 재차 지어주기를 원했다. 그래서 저자는 생기환 1주일 분을 다시 지어주었고, 저자가 캐나다에 가기 위해 출국 직전에 저자의 진료일 진료의사에게 만약 호전되는 것 같으면 생기환을 그대로 가감 없이 지어줄 수 있게 지시를 내리고 출국하였다.

약 2개월 후 귀국하여 평상시와 같이 다시 진료를 시작하였는데, 간경화증 할아버지는 저자가 진료하는 날에 맞추어 진료차 다시 왔다. 전에는 검고 깡말라 볼품없던 할아버지가 지금은 얼굴에 붉은색을 띠었으며, 그것도 윤기가 나면서 맑은 색의 얼굴을 하고 모든 면에서 다른 사람으로 되어 있었음이 틀림없었다. 남산만 하던 배가 복수는 다 빠져서 정상으로 되돌아왔고 식욕은 정상인과 같아서 병이 생기기 전과 같은 식사를 한다고 했다. 정말 몰라볼 정도로 정상인이 되어 있었다. 환자 자신은 물론이고 보호자들까지도 새로운 제2의 삶을 사신다고 좋아했었다. 동네 사람들도 저마다 믿어지지 않는다고들 하며 함께 기뻐한다는 것이다.

저자는 다시 그 할아버지에게 생기환 1개월분을 더 복용시켰고, 그러고 나니 치료기간이 거의 3개월이 걸렸는데, 할아버지를 모 대학부속병원에 가서 전의 담당의사를 찾아 재검사를 받게 하였더니 담당이었던 의사는 죽었으리라고 믿은 환자가 다시 찾아와 모든 검사상에서 정상수치를 나타내다 보니 의아해 하면서도 기뻐하더라는 것이다. 이와 같이 생기환의 위력은 저자에게 있어 수많은 간장질환 환자에게 희망을 주는 보배로운 한약임이 아닐 수 없다.

또 다른 예를 들어보자. 저자가 개인 한의원을 개원하고 얼마되지 않아서였다. 늦가을 40대 중년 남자가 찾아왔다. 이 환자는 모든 면에서 신경이 예민하였고, 성격은 급했으며 술은 처음부터 한 모금도 마시지를 못하는 체질이었다. 다만 사업을 하다 보니까 회사 경영이 어려운 때가 서너 번 있었기에 실패도 몇 번 하였다고 한다. 부인의 말에 의하면 남편의 마음고생이 무척 심했다고 한다.

환자들 사이에서는 사람의 간장이 술에 의해서만 간장병을 일으키는 것으로 알고 있기 때문에 대부분 술을 먹지 않으면 간장이란 손상 받을 일이 없다고 단언하기 일쑤다. 그래서 술이란 적당한 양을 마시면 약이 되고 과하게 마시면 독이 된다는 말이 예로부터 전해 내려오듯이 술이란 약도 되고 독도 되지만 그보다도 정신적인 충격에 의한 스트레스가 간에 손상을 주는 것이 더 치료가 어렵고 무서운 것이라는 사실을 알아야 할 것이다.

그러나 사회구조가 복잡하게 얽혀 있어 모든 면에 신경을 써야만 사회생활을 해 나갈 수 있는 현실이다 보니 마음고생이 이만저만하지 않은 것이 지금 우리들이 처해 있는 실정이다. 간장이란 조그마한 스트레스에도 예민하게 반응하는 것이다. 일상생활이나, 사업에서 스트레스를 받으면 그 스트레스에 의해서 생기는 독소는 간장에 장애를 주는데, 만약 간염 환자라면 대부분 사소한 충격에도 손상을 입게 되어 있다. 그러므로 되도록 희(喜), 노(怒), 애(哀), 낙(樂)의 감정을 잘 다스려서 간장을 보호하는 방법이 중요하겠고, 특히 기분 나쁜 일은 가급적 빨리 뇌에서 잊어버릴 수 있게 자신을 조절하여야만 건강과 간장을 지키는 일이 될 것이다.

그런데 40대 남자환자는 정신적인 충격에 의한 스트레스만 받고 나름대로 풀지를 못했기에, 시간이 흐름에 따라 간장의 손상은 심해져 갔고, 피곤을 느끼면서 소화는 되지 않고 배에는 복수까지 차게 되었다. 진찰을 해보니 맥상에서는 정신적인 자극이 심한 것으로 나타났었다. 그러나 40대 남자환자는 지시하는 대로 잘 따라주었고, 한약복용도 정확하게 잘 지켜주어서 생기환II를 10일씩 4~5개월간 치료하여 완치되었고 지금은 정상적인 근무를 하고 있는 것으로 알고 있다.

우리가 살고 있는 현재는 너무나 복잡하다보니 간장을 손상시키는 주범들이 너무도 많지만 대략 정신적인 스트레스, 과도한 피로, 도수가 높은 독주, 오염된 식품 등으로 원인을 요약할 수 있다. 만약 간장질환 중 술에 의해서 간경화증이 왔다면 생기지제를 써서 주독을 풀어주면서, 장의 운동도 윤장시켜 주고, 막힌 혈관을 뚫어주어 간장의 조직세포에 재생력을 길러주어서 간장의 해독기능실조로 인해 생성되는 산성 혈액을 알칼리성 혈액으로 변화시켜 주는 요법이 먼저 필요할 것이다.

또, 정신적인 충격에 의한 스트레스는 생기환II의 지제를 써서 간장 조직에 울체된 기를 풀어주며 충분한 단백질을 공급하여 해독시키지 못한 독소를 제거하고 혈액을 순환시켜 주는 요법이 필요하겠다.

극심한 피로가 겹쳐서 간경화증이 왔다면, 젖산의 배설이 우선되어야 하고 여기에 간조직을 재생시켜 주면서 이담작용의 효과를 원활하도록 하며 간장의 피로회복에 역점을 두는 요법의 치료법이 요구된다.

대개는 술과 정신적인 스트레스, 과도한 피로가 바이러스 병원균과 함께 간장질환을 유발하는 경우가 많다. 바이러스가 주범일 때는 간조직을 보강하여 바이러스가 번식할 수 없게끔, 간장의 기능을 끌어올려 주면서, 바이러스의 생활근거지를 간장 조직에서부터 좁혀주며 격리시켜 주는 치료법이 제일 중요시된다. 여기서 알아두어야 할 것은 바이러스를 죽이는 약은 없지만, 바이러스가 번식할 수 없게 차단시켜 주는 요법으로 치료를 해야 한다는 것이다. 그 요법은 바이러스가 생활할 수 없는 여건을 만들어 주어야 하는데, 이것은 간 기능 보강에 역점을 두는 치료법이다.

이상과 같이 의사는 간장에 장애를 주는 주범을 먼저 퇴치시켜 주면서 간장질환의 손상을 치료해 줄 것이며, 환자는 환자대로 치료를 받으면서 간장에 장애를 주는 요소는 배제하는 것이 치료의 지름길이다. 예를 들어, 화를 내는 것도 간장에 장애를 주는 것이지만 화를 참는 것도 간장에 해롭다는 사실이다. 겉보기에는 교양과 인격이 갖추어진 것 같아서 남들 보기에는 좋을지 모르지만 속으로는 화기에 의한 독소가 쌓여 간다는 사실을 염두에 두고, 간장에 정신적인 스트레스가 쌓이지 않도록 노력을 기울이는 방법이 보다 빠른 치료에 임하는 지름길이라 할 것이다.

4. 신뢰와 인내심

저자는 한때 스페인이라는 나라에서 많은 환자를 치료해 준 적이 있었다. 그러한 동기는 한의학 중에서 침이라는 것에 대해 서양인들에게 새로운 인식을 심어줄 수 있는 절호의 기회였기 때문에 여러 해를 가족과 함께 그곳에서 보낸 적이 있었다. 그런데 그 나라에서 생활하는 동안 특이하게 느낀 것은 그 나라 국민들은 의사에 대한 신뢰도가 우리나라 국민들보다 매우 높다는 것이었다. 예를 들면 어떤 질병을 가진 환자를 침으로 치료를 하기 위하여 10회 정도 치료기간이 필요하다고 정한다면 치료를 위하여 틀림없이 의사의 지시대로 예정된 날짜까지 정확하게 지키고 또 자신이 질병을 고치려는 의지가 분명했다. 그러다보니 의학적 통계가 정확해지고, 임상적 연구 등 모든 면에 쉽게 결과를 접할 수 있었다.

그러나 휴가철에 접어들면 교통사고에 의한 뇌손상 반신마비 환자까지도 어김없이 발렌시아나 지중해의 어느 해안도시로 휴가를 떠나는 모습을 볼 수 있었다. 이것은 치료는 철저히 받으면서도 휴가는 어김없이 가야 한다는 몸에 밴 생활습관으로 돌리고 싶다. 이와 같이 의사의 지시대로 따른다면 분명 그 환자에게 좋은 결과가 있는 것은 명확하다.

환자는 질병을 치료하기 위하여 환자 자신이 선택한 의료기관을 찾아서 그 의사를 믿고 지시하는 대로 따라와 주는 것, 그 자체가 치료과정이라고 본다. 그러나 가끔은 의사의 지시를 무시하고 환자의 임의대로 행동할 때가 있다. 그런 환자들은 결과가 좋지 않을 것은 뻔한 이치이다. 이를테면, 전쟁터에 나가는 병사가 전쟁 준비를 평상시에 완전무결하게 해놓았다면 출전에도 담담히 조금도 흐트러짐이 없을 것이다. 그리고 백전백승을 거둘 수 있음을 자신해야 한다.

그러나 반대로 훈련이 부족하고 정신무장이 잘되어 있지 않은 병사라면 전쟁터에서 적과 맞서 싸울 때 자멸하게 되고 스스로 싸울 수 있는 정신 자세가 되어 있지 않으므로 결국 죽음을 자초하게 될 것이다. 이와 같이 환자가 자신의 질병을 치료하기 위해서는 마음의 준비도 필요하겠고, 치료하려고 하는 의지가 대단하면, 치료 시 사소한 장애가 설령 나타난다고 하여도 별 문제가 되지 않을 것이다. 이것은 곧, 자신의 병을 치료해 주는 담당의사를 신뢰하면서 믿고 잘 따라줄 때 환자자신은 질병에 대한 자생력이 더욱 배로 증가할 것이며, 어려운 질병으로부터 점차 해방되어 치료되어질 것이라는 것이다.

'갑'이라고 하는 환자에게, 한약물 투약 시 전신이 쑤시고 아파 나타나는 반응을 미리 알려주고, 주의를 주면서 아프더라도 참으라고 했다고 하자. 그러면 그러한 현상들을 긍정하고 인내심을 갖고 참아내는 환자들은 신속한 치료 결과를 볼 수가 있었다. 그러나 '을'이라고 하는 환자는 복용 시의 반응을 미리 알려주었는데도, 전신이 쑤시고 아프다고 그 고비를 이겨내지 못했다면 여기저기를 방황만 했지, 치료가 될 수 있는 병들을 환자 스스로 끌어안고 있는 꼴이 되며, 이는 전적으로 환자의 잘못이란 것을 알아야 한다.

가끔 한약물을 복용할 때, 복용 중에 전신이 쑤시고 아프다고 호소하는 환자들이 있다. 이러한 현상들은 왜 일어나는지 독자들은 궁금해 할 것이다. 그것은 우선 환자가 갖고 있는 질병에서부터 원인을 찾아보아야 한다. 첫째 원인은 간 기능이 떨어져서, 간장 기능저하 현상이 왔을 때도 전신이 무기력하면서 쑤시며 아프다고 호소한다. 둘째로, 치료해 줄 원인이 있는데도 원인 치료를 하지 않고 결과에 대한 약물을 투여했었던 사람들한테 이런 현상이 나타난다. 셋째, 태양부증의 증후를 갖고 있는 상태에서 약물을 복용하게 될 때 전신이 쑤시고 아프다고 호소하게 된다. 넷째, 오랫동안 진통제를 많이 복용한 경우에도 전신 통증이 오면서 아프다고 호소한다.

이렇게 많은 한방적인 원인에 의해서 통증들이 올 때 이것을 한의사는 미리 알고 환자에게 한약물 복용 시 쑤시고 아픈 증상을 미리 지시하지만 환자가 받아주는 상태에 따라서 치료에 미치는 영향은 각각 다르다.

간장이란 묘하게 통각신경(痛覺神經)이 분포되어 있지 않아서 통증을 호소하지 못하다보니 환자 스스로 질병에 걸렸으면서도 느끼지 못해 병이 점점 깊어가는 경우가 많다. 이럴 때 지시대로 잘 따라주는 환자는 걱정할 것이 없다. 한약물 복용을 적절한 시기-예를 들어 간장의 기능이 허약하여 소화가 잘 안 되고 몹시 피곤한 때-에 한다면 하등의 문제될 것은 없지만, 그러나 치료시기를 놓치면 그때는 제아무리 화타나 편작이라고 하더라도 재생의 길은 어둡기만 한 것이다.

실례를 들어 간암이 발견되었다고 하자. 이 간암은 3~4개월이 지나면 발견했을 때의 크기보다 직경 3cm가량이 커져 있다는 사실을 알아야 한다. 이것은 커져 있다는 것이 중요한 것이 아니라, 치료에는 시기가 있다는 더 중요한 사실을 일깨워 주는 예인 것이다.

또, 끈기에 대한 이런 이야기가 있다. "100첩을 복용하면 치료가 될 환자가 99첩을 먹고 중도에 그만두어 치료하지 못했다"는 이야기다. 이것은 100첩을 복용해야 약효가 받쳐주어서 효과가 날 사람이 99첩까지 기다렸으면서, 남은 1첩을 채 채우지 못해 치료를 하지 못하고, 그만둔 것은 인내심이 부족하다는 것을 말해 주는 좋은 예이다. 질병을 치료하는 데에도 신뢰뿐 아니라, 인내와 정성이 필요하다는 것을 일깨워 주는 한 예로, 특히 현대인에게 꼭 필요한 교훈인지도 모른다.

참고문헌

- 『간계내과학』, 전국한의대간계내과교수 공저, 동양의학연구원, 1989
- 『간 다스리는 법』, 이종수, 동아일보사, 1995
- 『간장병』, 우누마다다오, 시바타가쓰오, 예음, 1995
- 『경혈학총서』, 안영기, 성보사, 1986
- 『사보대웅』, 전성수, 주식회사대웅제약, 1978~1995
- 『불문진단학』, 변성훈, 계축문화사, 1995
- 『성훈따주기』, 고성훈, 우리출판사, 1991
- 『소화기계 질환의 진단과 치료』, 김부성 외 6인 한국베링거인겔하임, 1987
- 『우리집 한방약』, 신민교, 영림사, 1996
- 『한국민간요법대전』, 문화방송, 금박출판사, 1987
- 『한방요법』, 木下繁太朋, 을지문화사, 1993

간을 다스리는 지혜

초 판 1쇄 발행일   1998년 1월 25일
개정판 1쇄 발행일   2024년 8월 20일

지 은 이   嚴泰植
만 든 이   李貞玉
만 든 곳   杏林書院
            서울시 은평구 수색로 340 〈202호〉
            전화 : 02) 375-8571
            팩스 : 02) 375-8573
            http://blog.naver.com/pyung1976
            이메일   pyung1976@naver.com
등록번호   제25100-2015-000103호
 ISBN   979-11-89061-20-3   03510
정   가   20,000원